お医者さんがすすめる

健康 地中海食 レシピ

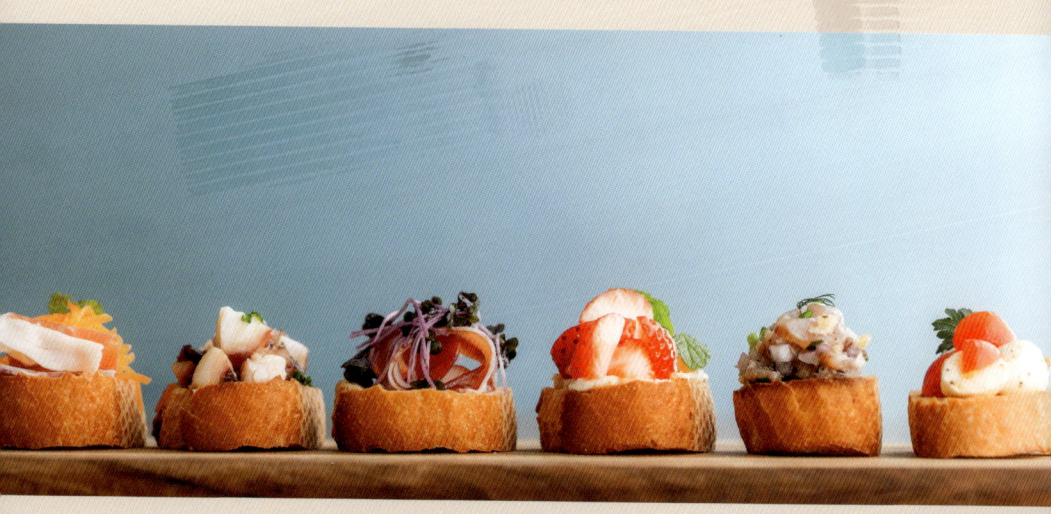

さかい内科・内視鏡クリニック
院長 酒井 拓

はじめに *Messaggio dell'Autore*

「人生100年時代」

人の一生が80年から、100年と言われるようになり、私たちの生き方、ライフプランは大きく変わろうとしています。

寿命が100歳前後まで伸びていくことは大変喜ばしいことですが、果たして、今と同じような生活で何十年後も健康を維持できているでしょうか。

実は「人生100年時代」という言葉には、生活の見直しも必要ですよという意味が込められているように感じます。

私は内科医として、これまで患者さんを診てきました。

医師は、病を治癒するお手伝いをするのが仕事ですが、本音では「病気になりにくいカラダづくり」をしていただき、少しでも長く医者いらずの生活を維持していただきたいと思っています。

そこで、皆さんにぜひご紹介したいのが、「地中海食」です。

「地中海食」は、ギリシャやイタリア、スペインなどの地中海沿岸に面している国で、伝統的に続けられてきた食事様式のこと。海に面しているという点では、日本と似たような環境ですが、食文化は異なる発展を遂げてきました。近年は、ハーバード大学が発表した論文などが基となり、健康的で長生きにつながる食事法という認識が世界中に広まっています。

私も論文を読んで興味を持ち、数年前から普段の食事に「地中海食」を取り入れています。
　実際に味も美味しく、毎日食べても飽きがこず、日本伝統の和食ではほとんど摂取できない良質な脂が摂取できるのも魅力です。

　和食と比べてどちらが良いかではなく、それぞれの良いところを知り、うまく融合していくこと。そして、それを長く続けることが健康なカラダづくりの一助になると思い、今回レシピ本を上梓しました。

　レシピは、医師である私と薬剤師の妻、管理栄養士の親族が意見を出し合い、栄養バランスに富んだものをセレクトして掲載しています。
　見た目にも美味しさを感じる全22レシピを、ぜひあなたの食卓でもお試しください。

さかい内科・内視鏡クリニック
院長　酒井 拓

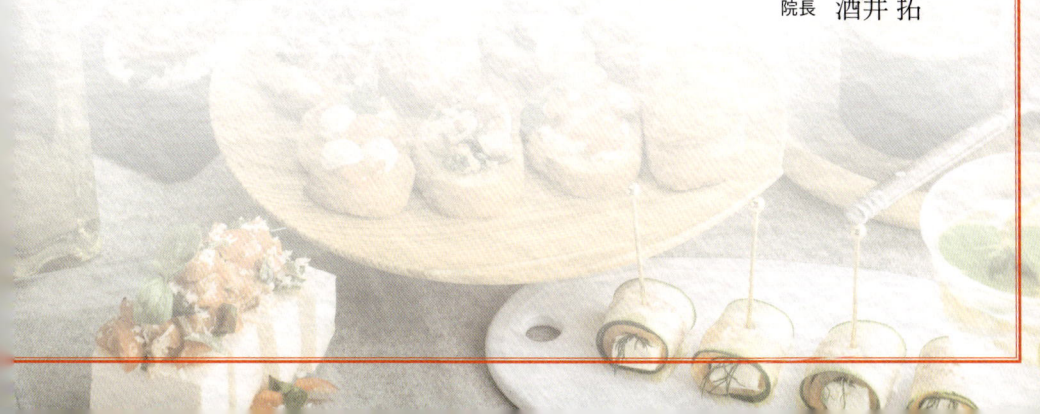

お医者さんがすすめる 健康 地中海食レシピ
Ricette Mediterranee Salutari Consigliate dai Medici

はじめに	02
地中海食が、健康で長生きにつながる食事法と言われるワケ	06
地中海食でよく使う5つの食材	10

毎日食べたい！地中海食の前菜

チョップドビーンズサラダ	15
ちりめんじゃこと水菜のサラダ	17
きのことチキンのホットサラダ	19
蒸し鶏とアボカドのサラダ	21
カツオのたたき トマトサルサソース	23
鯛のオレンジカルパッチョ	25
海老とアボカドのさっぱりヨーグルトサラダ	27
いちじくとブルーベリーのナッツサラダ	29
海老とマンゴーのカラフルサラダ	31

心と体がよろこぶ！メインは地中海食で

ブロッコリーとシーフードのペペロンチーノ	35
タコの香味カルパッチョ	37

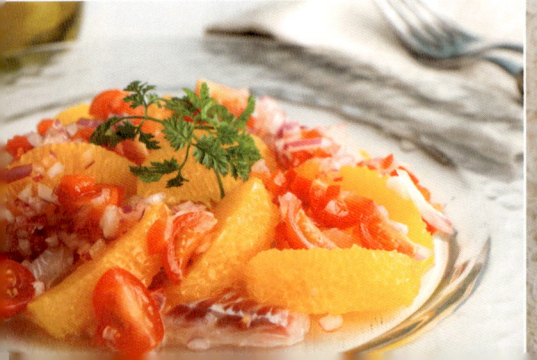
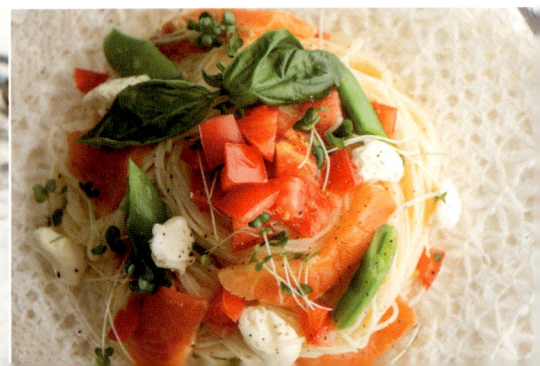

Contents

- 焼きサバのアクアパッツァ ……… 39
- オイルサーディンの香草パン粉焼き ……… 41
- スモークサーモンの冷製パスタ ……… 43
- しらすと大葉のレモンパスタ ……… 45
- 鮭ともち麦のリゾット ……… 47

手軽で美味しい！地中海風おつまみ

- スモークサーモンの彩りロール ……… 51
- イタリアン冷や奴 ……… 53
- サバ缶の缶ごとオーブン焼き ……… 54
- オイルサーディンのアヒージョ ……… 55
- 納豆の和風カプレーゼ ……… 57
- 6種のブルスケッタ ……… 59

　　スプラウトと生ハム／トマトとモッツァレラチーズ／
　　カンパチとアンチョビ／タコミンチのガーリック／
　　いちごとクリームチーズ／キャロットラペ

- 9種のドレッシング ……… 62

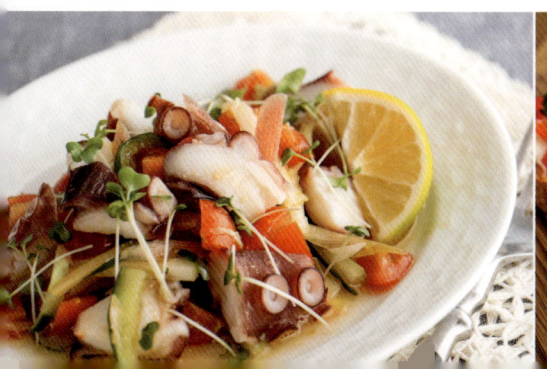
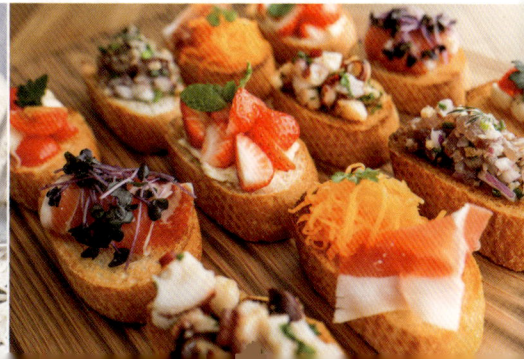

地中海食が、健康で長生きにつながる食事法と言われるワケ

そもそも、「地中海食」とは？

「地中海食」は、ギリシャやイタリア、スペインなどの地中海沿岸に面している国の一部地方で継承されている食事法です。1970年代にアメリカの生理学者・栄養学者のアンセル・キーズ博士が、「地中海食」という名前でその効果を提唱したことで世界に広まりました。

なぜ健康的な食事法といわれるの？

キーズ博士は、第二次世界大戦中に、兵士の食生活を調査するため欧州に派遣されました。そこでイタリアのある村の住民に心血管疾患や胃腸障害が少ないことを知り、研究を始めました。肉や脂肪分が多い地中海沿岸諸国を除く欧米は、心筋梗塞の死亡率が非常に高く問題になっていますが、地中海沿岸地域では同じ人種でありながら、それらの傾向が見られないのです。

1990年代にはハーバード大学公衆衛生大学院のウィレット教授が、地中海沿岸地域の食習慣は「予防医学のモデルケース」と発表しました。さらに2014年にはハーバード大学の研究班が「地中海式食事法を実践している人ほど長寿に結びつく効果がある」と示唆する論文を発表し、医学会からも関心が寄せられるようになったのです。

地中海食はどこが優れているの？

　地中海食では毎日、毎回の食事で、野菜、果物、豆類、全粒粉物、ナッツ、オリーブオイルが食べられます。いずれも食物繊維が豊富で、血糖値が上がりにくい低GI食品。血糖値の上昇が抑えられると体内では脂肪が蓄えられにくくなり、肥満や糖尿病の予防になるのです。
　さらに、地中海食では、ナッツ類やオリーブオイルなど、良質な油をたっぷり摂取します。「油はカロリーが心配」と思われるかもしれませんが、ナッツ類やオリーブオイルなどに含まれるオメガ9系の不飽和脂肪酸（オレイン酸）は、血糖値の上昇を抑えたり、心臓病を予防したりする効果があるため、むしろ積極的に摂取したいオイルです。料理に使う程度であればカロリーオーバーにはなりません。

> なんだかむずかしそう…と思ったら

これだけ押さえておけば大丈夫！
地中海食 5 つのキー

① 野菜（特に生がおすすめ）を積極的に食べる

② 油はエキストラバージンオリーブオイルをたっぷり使う

③ 玄米や全粒粉入りのパンやパスタを選ぶ

④ タンパク質は魚介類から摂取する

⑤ チーズやヨーグルトなどの乳製品も毎日食べる

POINT
地中海式の生活習慣

地中海式の食事法では、摂取する食べ物以外にも大事にされてきたことがあります。それは、毎日水を飲むこと、適度な運動をすること、家族や友人と楽しみながら食事をすることの3つです。また、体型やアルコールの分解体質の違いで異なることもありますが、ワイン1杯程度の適量の飲酒も推奨されています。楽しく食べて、笑って、運動して健康的な日常を過ごす。これこそが不老長寿の薬かもしれませんね。

地中海食的食品バランスピラミッド

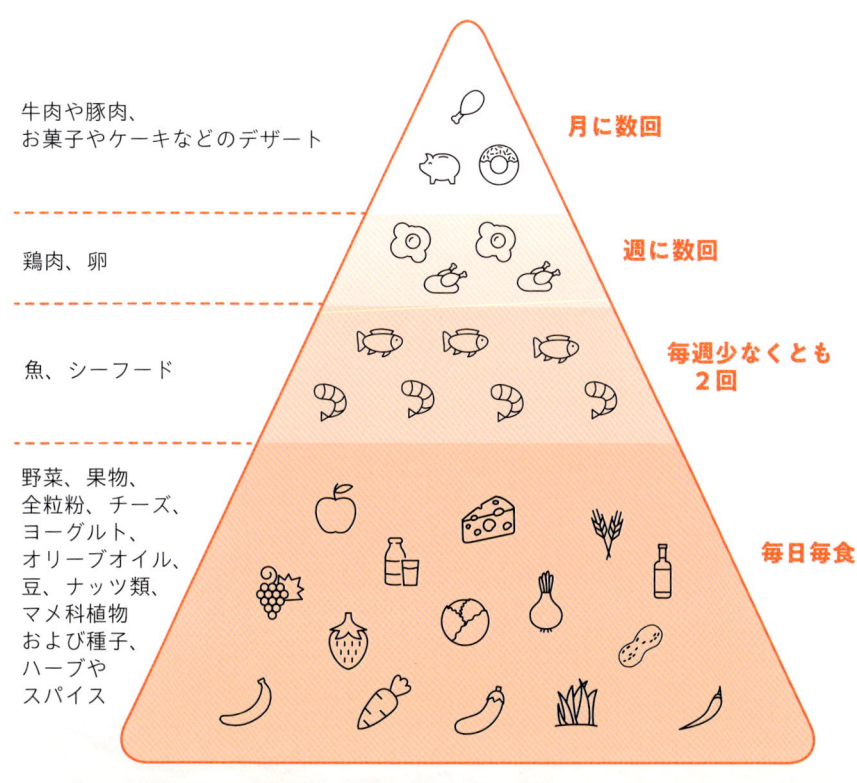

地中海食でよく使う5つの食材

地中海食はポイントさえ押さえておけば、気軽かつ短時間で作れる料理です。まずは5つの食材の準備から始めましょう。

Extra virgin olive oil

エキストラバージンオリーブオイル

地中海食では、ポリフェノールやトコフェロールなど、強力な抗炎症作用と抗酸化作用を含む成分が豊富に含まれているオリーブオイルをたくさん使います。加熱処理されていないエキストラバージンタイプを選びましょう。

Nuts

ナッツ

アーモンドやカシューナッツなどのナッツ類は、がんのリスクを軽減させる栄養価に富んでいます。間食時やおつまみにもぴったりですが、食事に取り入れると食感のアクセントになり、料理に奥行きが出ます。無塩のものが良いでしょう。

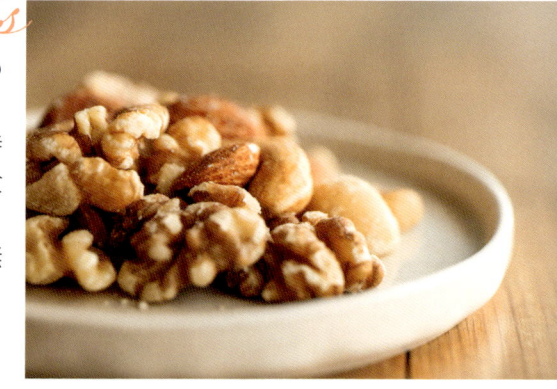

魚介類

地中海沿岸の地域で親しまれている地中海食は、その土地柄、週に数回は魚介類が食卓を彩ります。タンパク質は、肉より魚介類や豆などの穀物類から摂ることが推奨されており、肉は週に1回から月に数回と少ないのが特徴です。

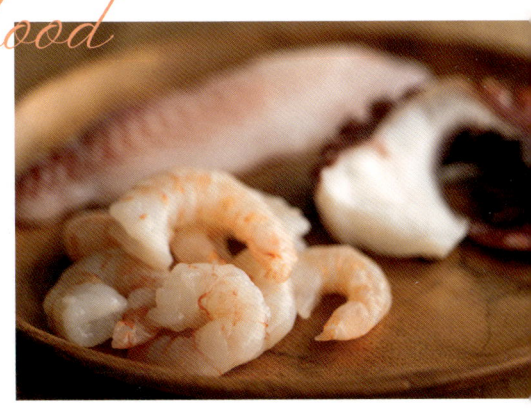

野菜

地中海食では毎回の食事で、フレッシュかつ旬の野菜をたっぷり摂ります。一番手軽に続けるなら、1日最低1回は野菜がメインのサラダを食べるといいでしょう。この本でも多彩なサラダやドレッシングのレシピを紹介しています。

全粒粉の穀物

精白などの過程で除去される果皮、種皮、胚などを残した穀物で、食物繊維やビタミンＢ１、鉄分などのミネラルが豊富です。食後の血糖値の上昇度が低く、肥満防止も期待できます。小麦製品なら全粒粉、米なら玄米を選ぶと良いでしょう。

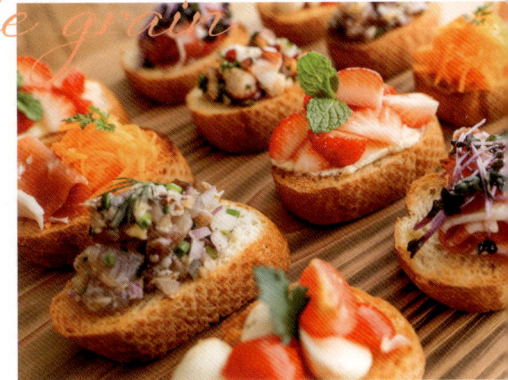

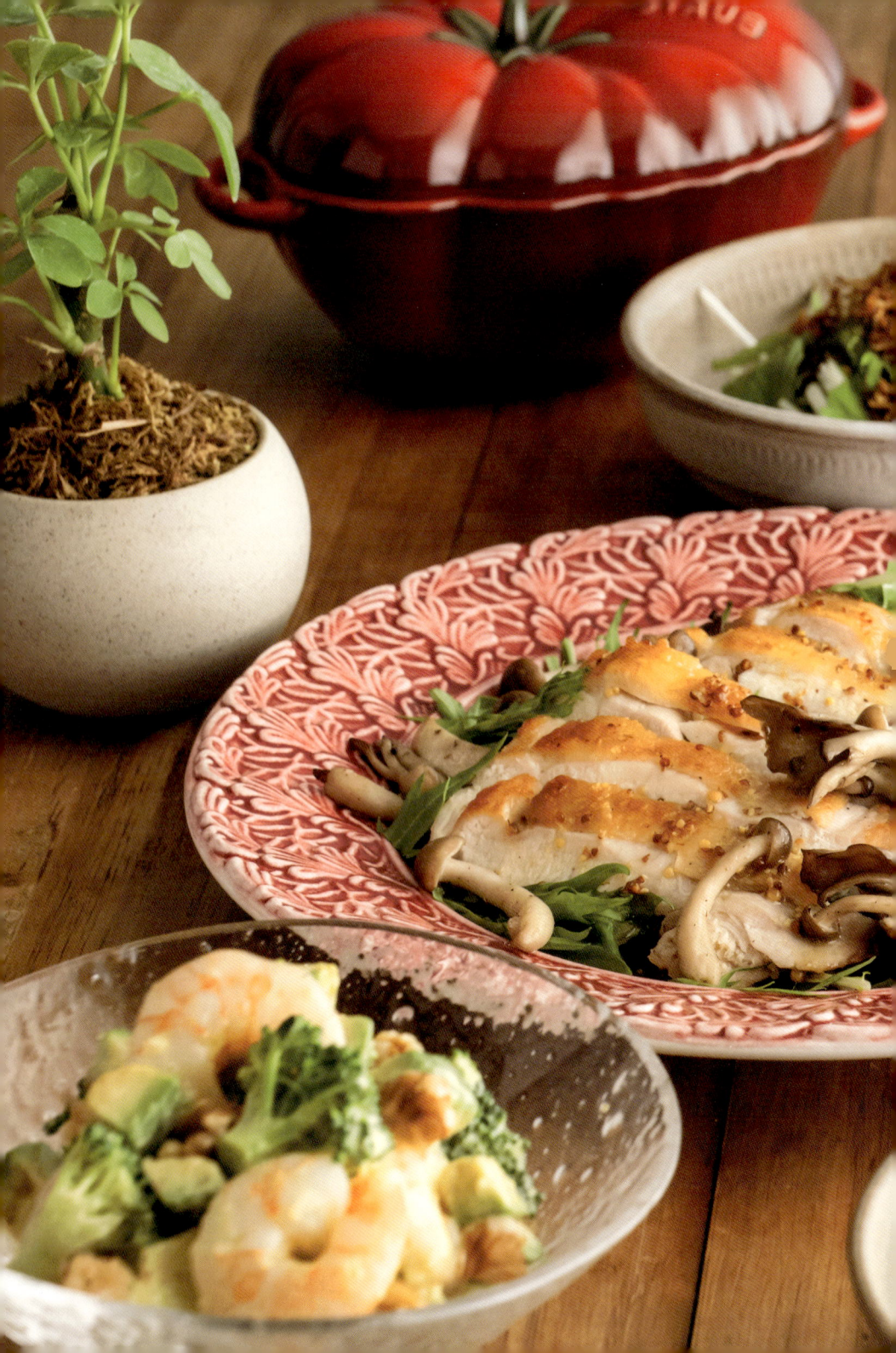

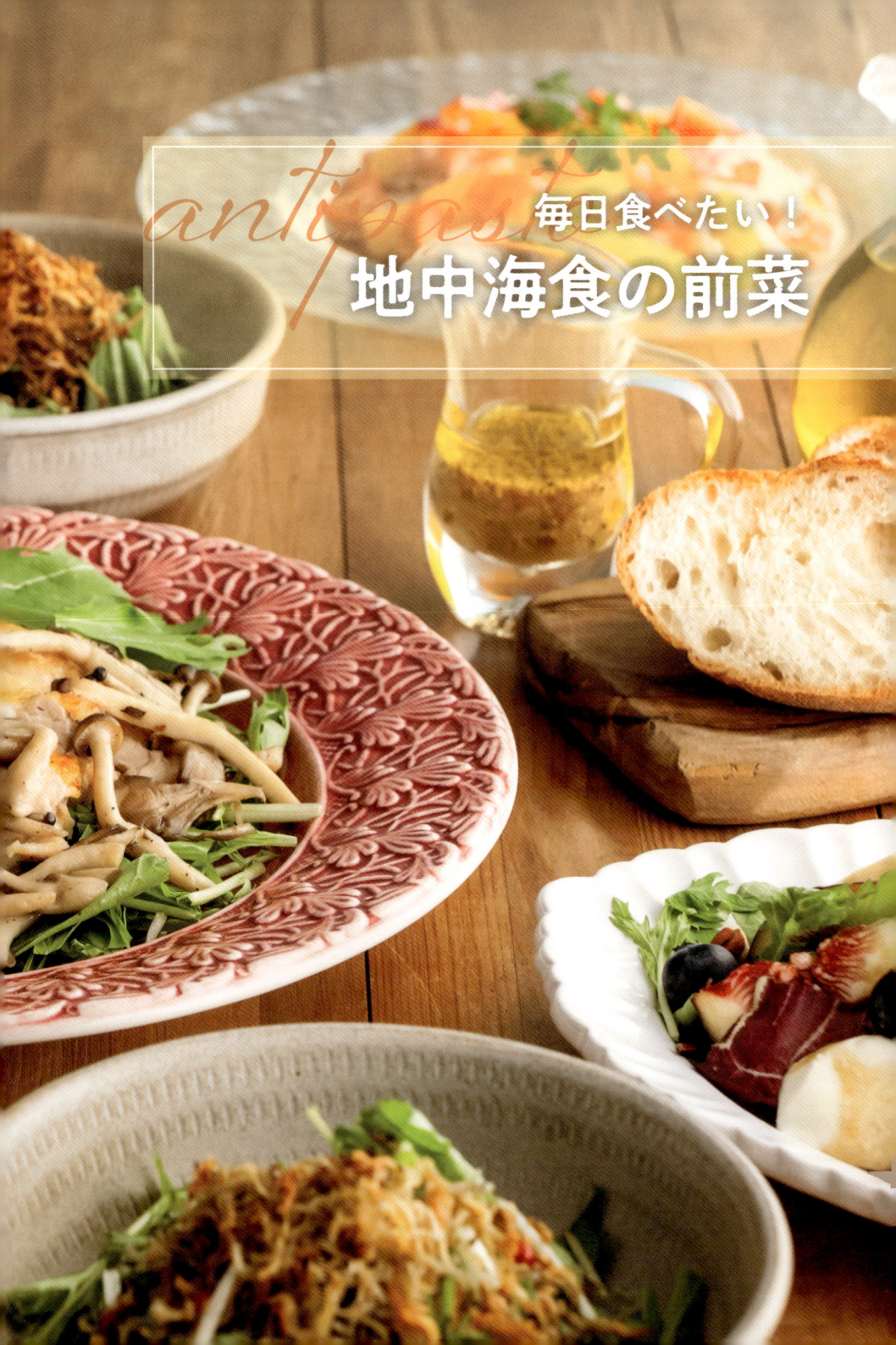

antipasti

毎日食べたい！
地中海食の前菜

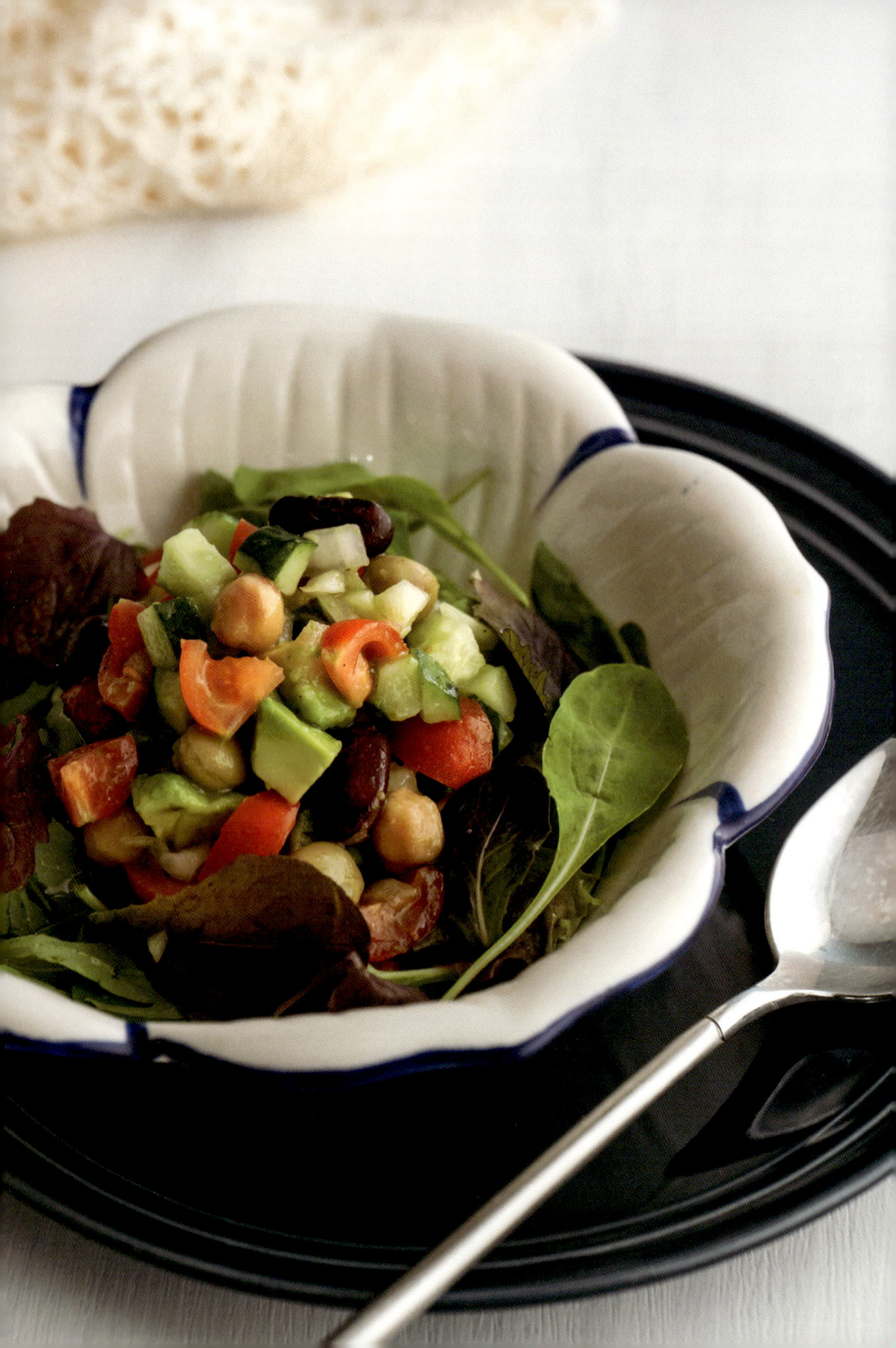

チョップドビーンズサラダ

Insalata di Fagioli Tritati

材料：2人分

きゅうり　1本（100g）
アボカド　1個
ミニトマト　8個（80g）
玉ねぎ　1/4個（50g）
ベビーリーフ　30g
ミックスビーンズ　50g

A　オリーブオイル　大さじ2
A　レモン汁　大さじ1
A　塩・胡椒　各適量

作り方

① 玉ねぎはみじん切りにして5分ほど水にさらし、しっかり水気をきる。
きゅうり、アボカドは5mm角のさいの目切りにする。ミニトマトは8等分に切る。

② ボウルにAを入れ、よく混ぜ合わせる。

③ ②のボウルに、①とミックスビーンズを加えて和える。

④ 器にベビーリーフを散らし、③を盛り付ける。

＋ちょいたし 「鶏むね肉」

体を疲れにくくするイミダゾールジペプチドを含む「鶏むね肉」を蒸し、繊維に沿って割いて加えると、ボリュームが増して食べ応えのある逸品に。豆×鶏むね肉の良質なタンパク質の組み合わせは、朝食や運動後におすすめです。

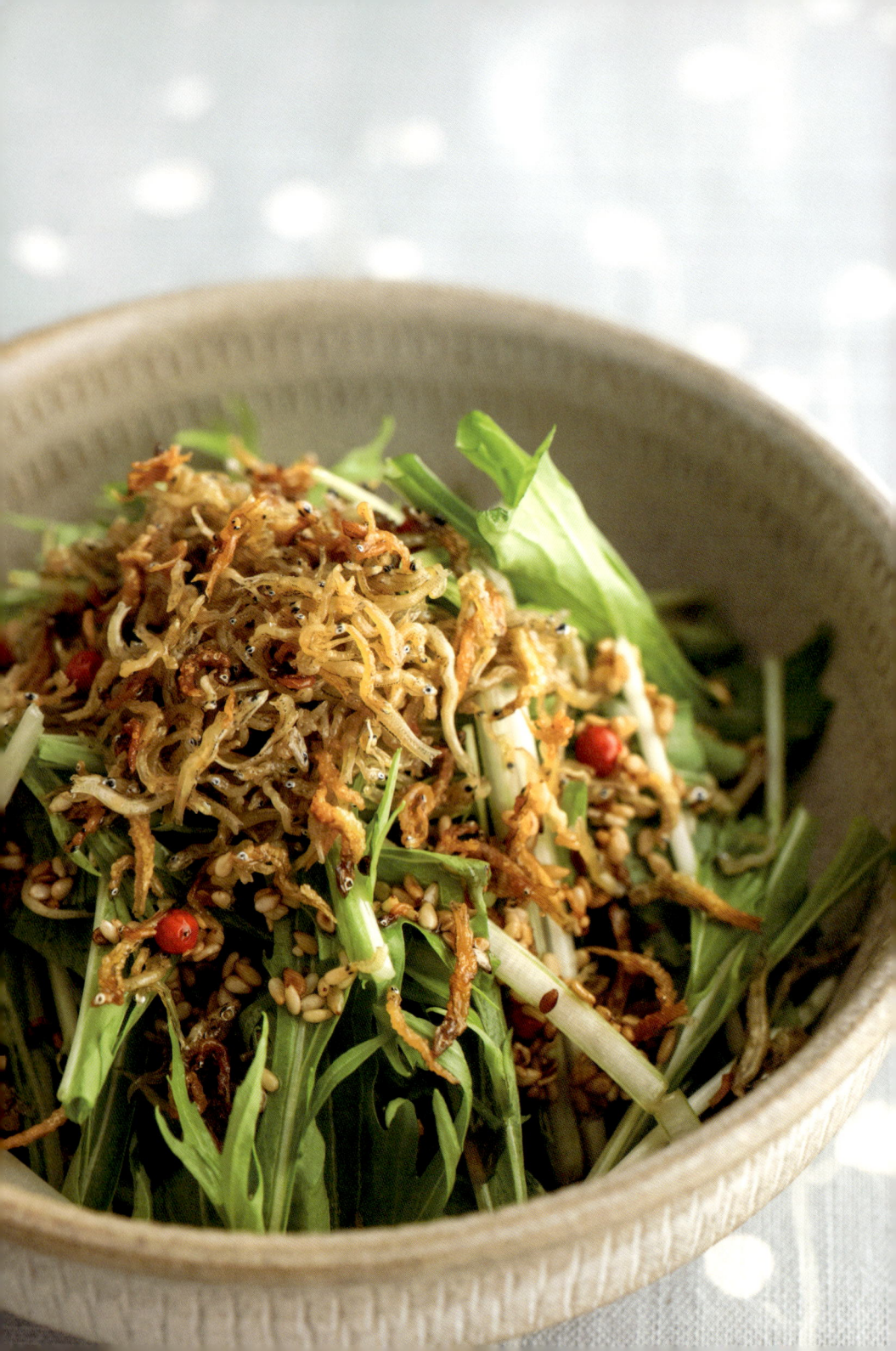

ちりめんじゃこと水菜のサラダ

Insalata di Shirasu e Mizuna

材料：2人分

水菜　1/2袋
ちりめんじゃこ　30g
オリーブオイル　大さじ2
ピンクペッパー　適宜

A 醤油　小さじ2
A 酢　小さじ1
A 白いりごま　小さじ1/2

作り方

❶ 水菜は4cmの長さに切り、器に盛り付ける。

❷ フライパンにオリーブオイルを熱し、ちりめんじゃこを弱火で炒める。
カリカリになったら❶にかけ、ピンクペッパーを散らす。

❸ Aの材料を混ぜ合わせ、❶にかける。

クセのない「水菜」はβ-カロテンを多く含む緑黄色野菜。抗酸化作用のあるビタミンAやビタミンCが豊富で、生活習慣病の予防に役立つカルシウムなどのミネラルも多く含まれています。ちりめんじゃこを生しらすにすれば、小さなお子さまや高齢者も食べやすくなります。

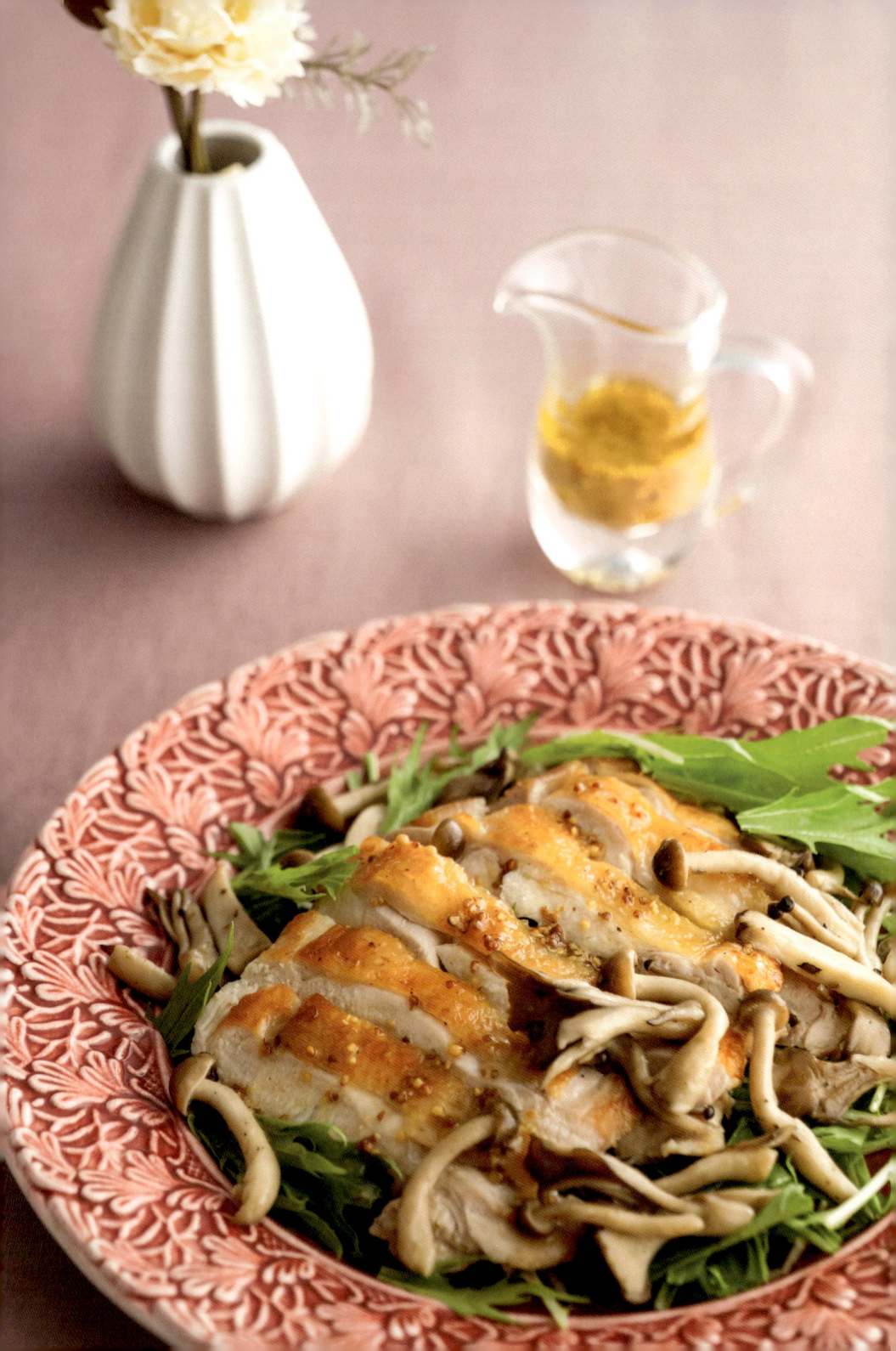

きのことチキンのホットサラダ

Insalata Calda di Pollo e Funghi

材料：2人分

きのこ　200g（しめじ、エリンギ、マイタケなど）
鶏もも肉　小1枚
水菜　50g
塩・胡椒　各少々
オリーブオイル　適宜

A 酢　大さじ1
A オリーブオイル　大さじ1
A ハチミツ　小さじ2
A 粒マスタード　小さじ2
A 塩・胡椒　各少々

作り方

❶ きのこは石づきを取り除き、食べやすい大きさに切る。鶏肉は塩・胡椒を振る。水菜は4㎝長さに切る。

❷ フライパンにオリーブオイルを熱し、鶏肉の皮目を下にして焼く。こんがり焼き色がついたら裏返し、蓋をして弱火で5分蒸し焼きにし、鶏肉を取り出す。
粗熱が取れたら、そぎ切りにする。

❸ フライパンの脂をペーパータオルでさっと拭き、オリーブオイルを熱し、きのこを入れて炒め、塩・胡椒を振る。

❹ 器に水菜を広げ、❷、❸を盛り付け、混ぜ合わせたAを回しかける。

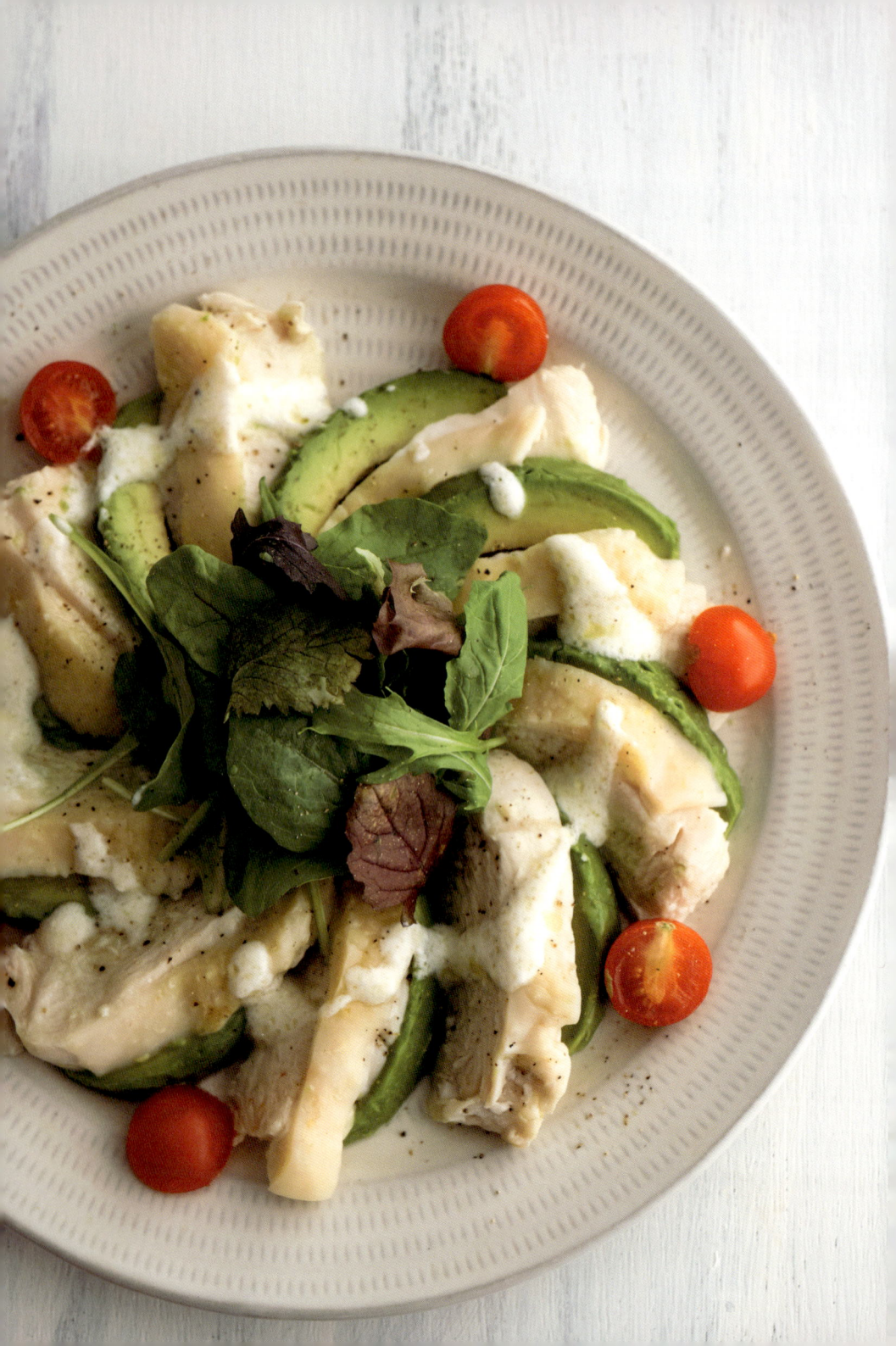

蒸し鶏とアボカドのサラダ

Insalata di Pollo al Vapore e Avocado

材料：2人分

鶏むね肉（サラダチキン可）　1枚（約200g）
砂糖　小さじ1
塩　小さじ1/2
アボカド　1個
ミニトマト　4個（40g）
ベビーリーフ　20g

A　ヨーグルト　大さじ2
A　オリーブオイル　大さじ1
A　塩　小さじ1/4
A　胡椒　少々

作り方

❶ 鶏肉は砂糖、塩の順ですり込み、耐熱皿にのせ、ふんわりとラップをかける。
600Wの電子レンジで約2分加熱し、上下を返し、1分半加熱し、余熱で火を通す。
粗熱が取れたら、約5mm幅に切る。

❷ アボカドは半分に切り、皮と種を取り除き、約5mm幅に切る。ミニトマトは1個を2等分に切る。

❸ 器に鶏肉とアボカドを交互に並べ、中央にベビーリーフ、ミニトマトを盛り付ける。混ぜ合わせたAを回しかける。

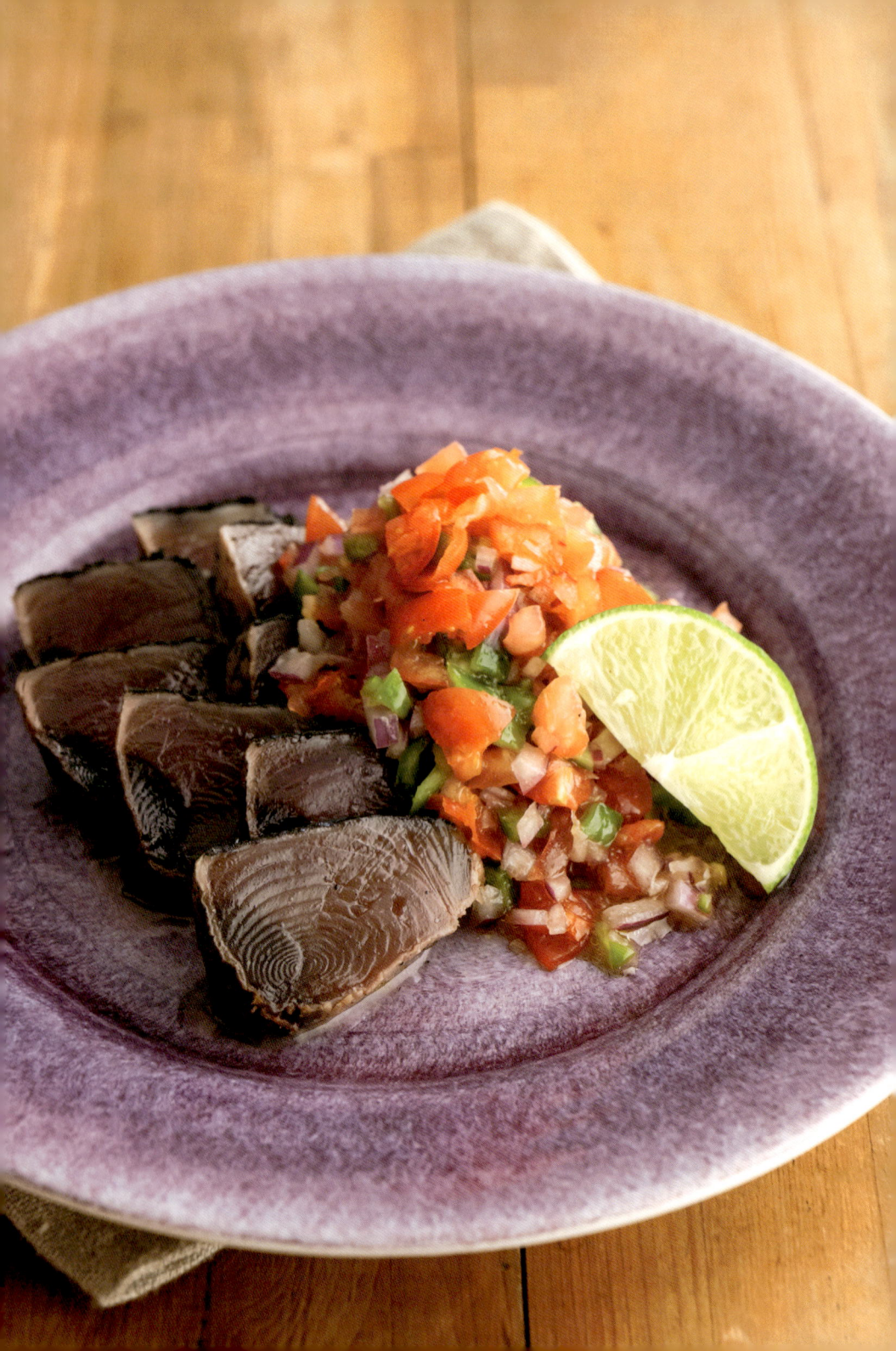

カツオのたたき トマトサルサソース

Tataki di Tonno con Salsa di Pomodoro

材料：2人分

カツオのたたき　1冊（約200g）
ライム（又はレモン）　1/8個

A トマト　1/2個（100g）
A ピーマン　1/2個（25g）
A 紫玉ねぎ　1/6個（30g）

B オリーブオイル　大さじ2
B おろしにんにく　少々
B 塩・胡椒　各少々
B タバスコ　適宜

作り方

❶ カツオのたたきは食べやすい大きさに薄切りする。

❷ Aはみじん切りにし、ライムを搾り、Bを加えて和える。

❸ 器に❶、❷の順で盛り付ける。

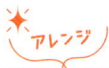

覚えておくと、さまざまな料理に応用できる「トマトサルサソース」。刺身はもちろん、ソテーした白身の魚やチキン、ポーク、豚しゃぶなどとも相性抜群です。多めに作ったソースは、バゲットやトルティーヤに乗せても美味しくいただけるので、倍量で作っても良いでしょう。

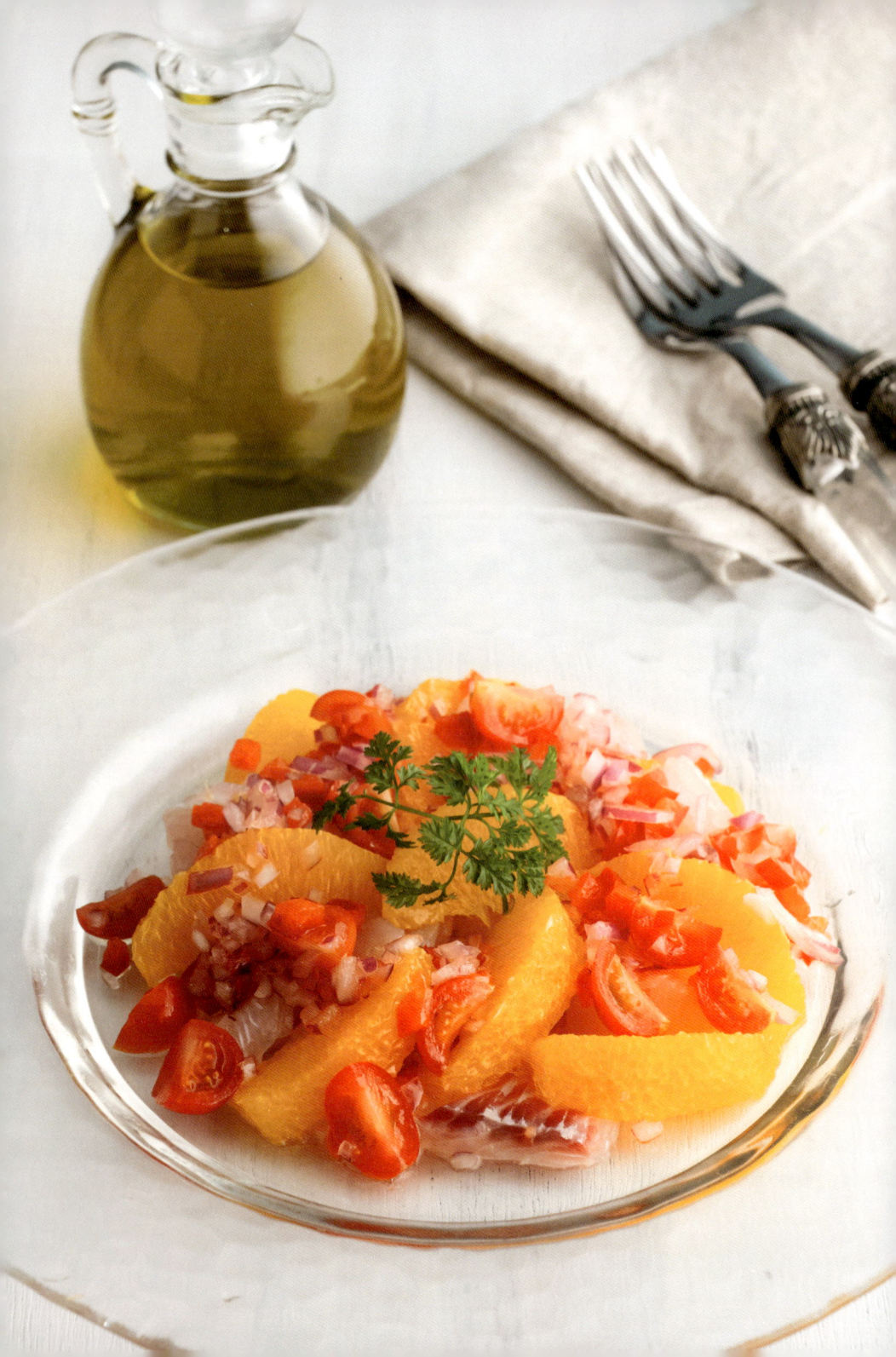

鯛のオレンジカルパッチョ

Carpaccio di Orata all'Arancia

材料：2人分

- 鯛（刺身用）　約160g
- オレンジ　1個
- ミニトマト　4個（40g）
- パプリカ　20g
- 紫玉ねぎ　20g
- セルフィーユ　適宜

- A オリーブオイル　大さじ1
- A オレンジ果汁　大さじ1
- A 白ワインビネガー（又は酢）　大さじ1
- A 塩　小さじ1/4

作り方

❶ オレンジは皮を剥き、食べやすい大きさに切り、ミニトマトは4等分に切る。

❷ パプリカ、紫玉ねぎはみじん切りにし、Aと混ぜ合わせる。

❸ 器に鯛、オレンジ、ミニトマトを並べ、❷を回しかけ、セルフィーユを飾る。

MEMO

オレンジは抗酸化作用のあるビタミンCや食物繊維が豊富。風邪や感染症予防のため、積極的に摂りたい食材です。オレンジの代わりに、イチゴやキウイを使用しても華やかです。

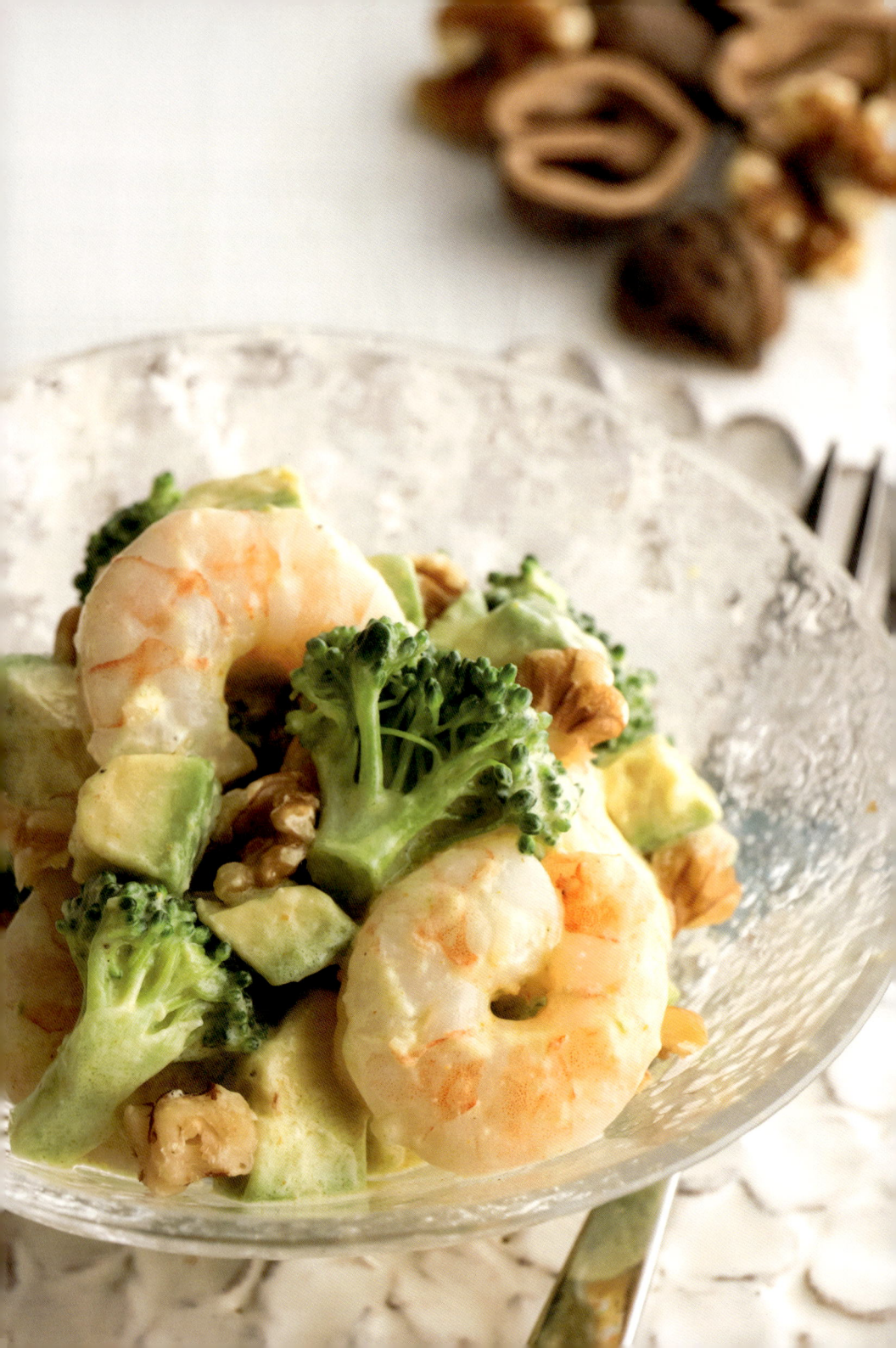

海老とアボカドの さっぱりヨーグルトサラダ

Insalata di Gamberi e Avocado con Yogurt Fresco

材料：2人分

- むき海老　100g
- アボカド　1個
- ブロッコリー　60g
- 塩　適量
- レモン汁　小さじ1
- クルミ　20g

- A ヨーグルト　大さじ2
- A オリーブオイル　大さじ1
- A おろしにんにく　小さじ1/4
- A カレー粉　小さじ1/4
- A 塩・胡椒　各少々

作り方

① むき海老は、塩でもみ洗いする。ブロッコリーは小房に分ける。
それぞれ塩茹でし、水気をきって冷ます。

② アボカドは1cm角に切り、ボウルに入れ、レモン汁を和える。

③ ボウルにAを混ぜ合わせ、①、②を和える。

④ 器に盛り付け、砕いたクルミを散らす。

+ちょいたし 「ゆで卵」

ボリュームアップには、ゆで卵がおすすめ。さっぱり味にコクがプラスされるので、満足感も出ます。サンドイッチの具材にもピッタリですが、その場合は具材を少し粗めに潰しておくと食べやすくなります。

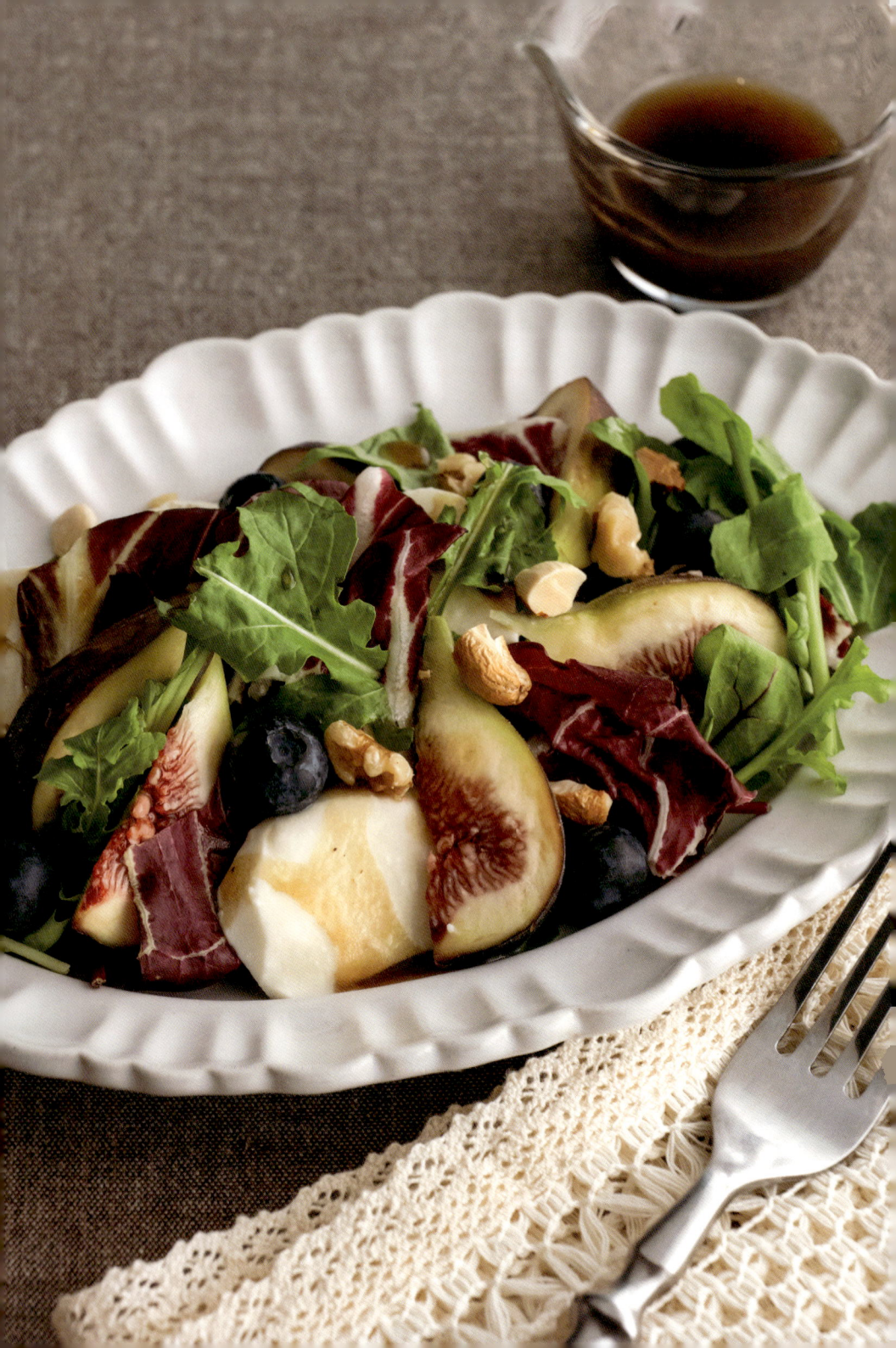

いちじくとブルーベリーの ナッツサラダ

Insalata di Fichi e Mirtilli con Noci

材料：2人分

- いちじく　2個
- ブルーベリー　10粒
- モッツァレラチーズ　30g
- ルッコラ　20g
- ベビーリーフ　20g
- トレビス（レタス）　10g
- ミックスナッツ　20g

- A　オリーブオイル　大さじ2
- A　バルサミコ酢　大さじ1
- A　ハチミツ　小さじ2
- A　塩・胡椒　各少々

作り方

❶ いちじくは食べやすい大きさに切る。
モッツァレラチーズはちぎる。
ルッコラ、トレビスは食べやすい大きさに切る。

❷ 器に❶、ベビーリーフ、ブルーベリー、ミックスナッツを散らす。
混ぜ合わせたAを回しかける。

6月頃から11月頃に旬を迎えるいちじくは、タンパク質を分解する酵素、抗酸化作用のあるアントシアニン、鉄など、美容と健康に良い栄養成分に富み、「不老長寿の果物」とも呼ばれます。皮と実の間に栄養分がたっぷり含まれているため、皮が付いたまま食すのがおすすめです。

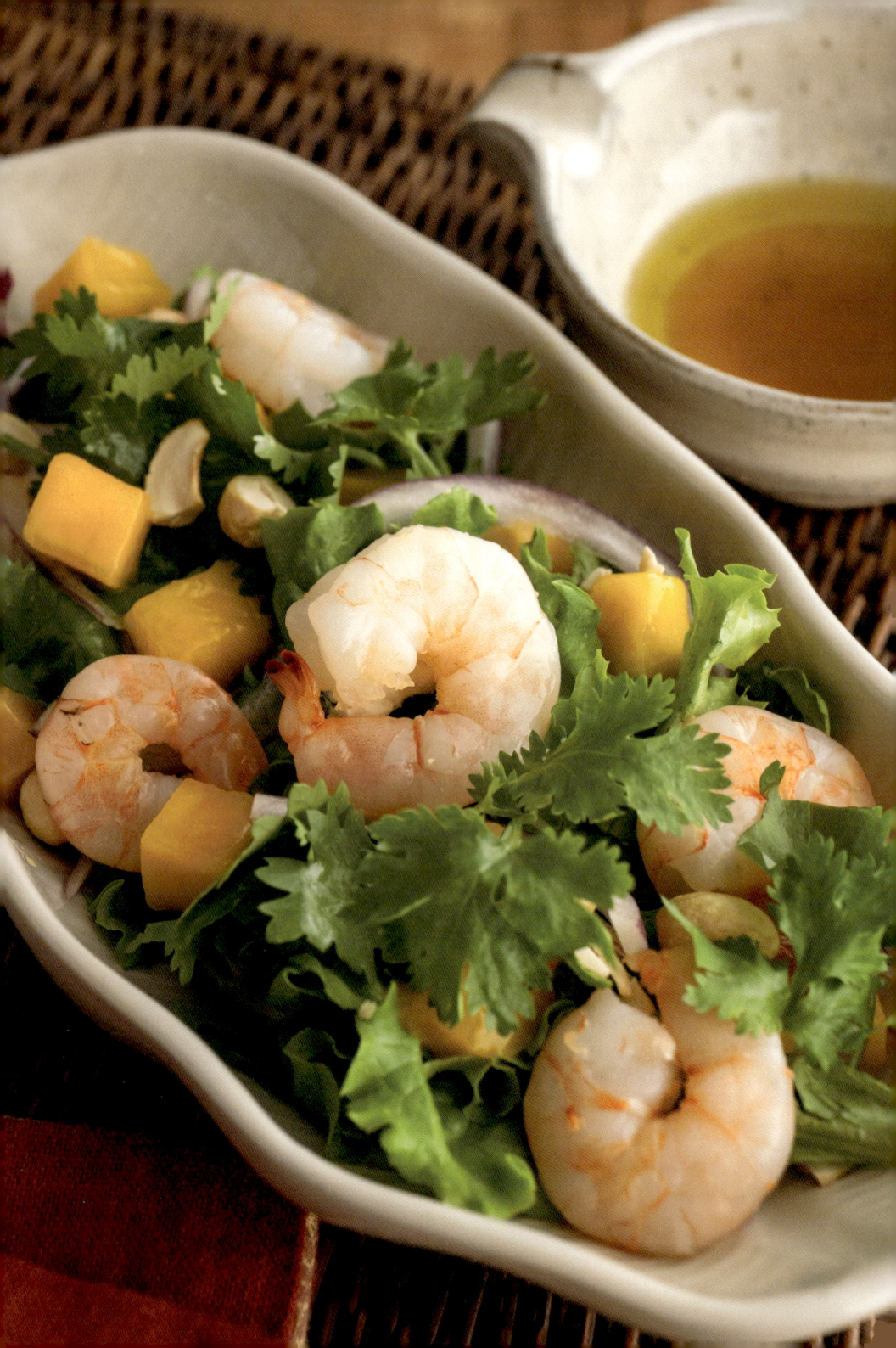

海老とマンゴーのカラフルサラダ

Insalata Colorata di Gamberi e Mango

材料：2人分

- むき海老　100g
- マンゴー（冷凍可）　80g
- 紫玉ねぎ　1/4 個（50g）
- グリーンリーフ　2 枚（40g）
- パクチー　20g
- カシューナッツ　10g（又はピーナッツ）

- A　オリーブオイル　大さじ 1 と 1/2
- A　ナンプラー　小さじ 2
- A　レモン汁　小さじ 2
- A　砂糖　小さじ 1/2

作り方

❶ むき海老は塩でもみ洗いして塩茹でし、水気をきって冷まです。

❷ マンゴーは 2cm 角に切り、紫玉ねぎは薄切り、グリーンリーフは食べやすい大きさにちぎる。パクチーは約 3cm 長さに切る。カシューナッツは粗く刻む。

❸ 器に❷、海老を盛り付け、混ぜ合わせた A をかける。

MEMO

独特な香りにより、好みが分かれるパクチーは、ビタミンやミネラルなど水溶性の栄養素に優れ、サラダなどの生食に向いています。パクチーが苦手な方は、セロリ（葉まで使うのがポイント）、春菊、三つ葉などの香味野菜でどうぞ。

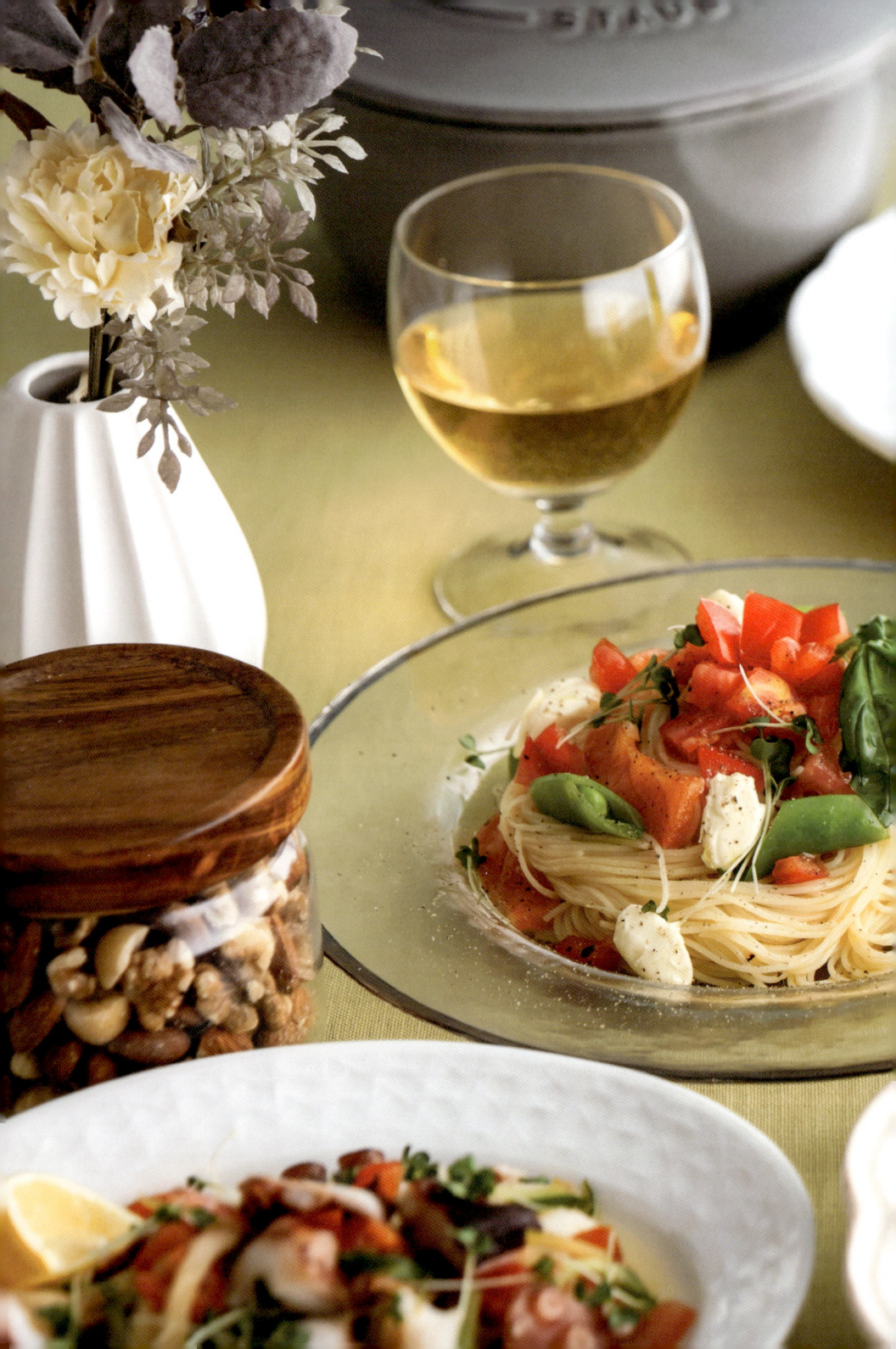

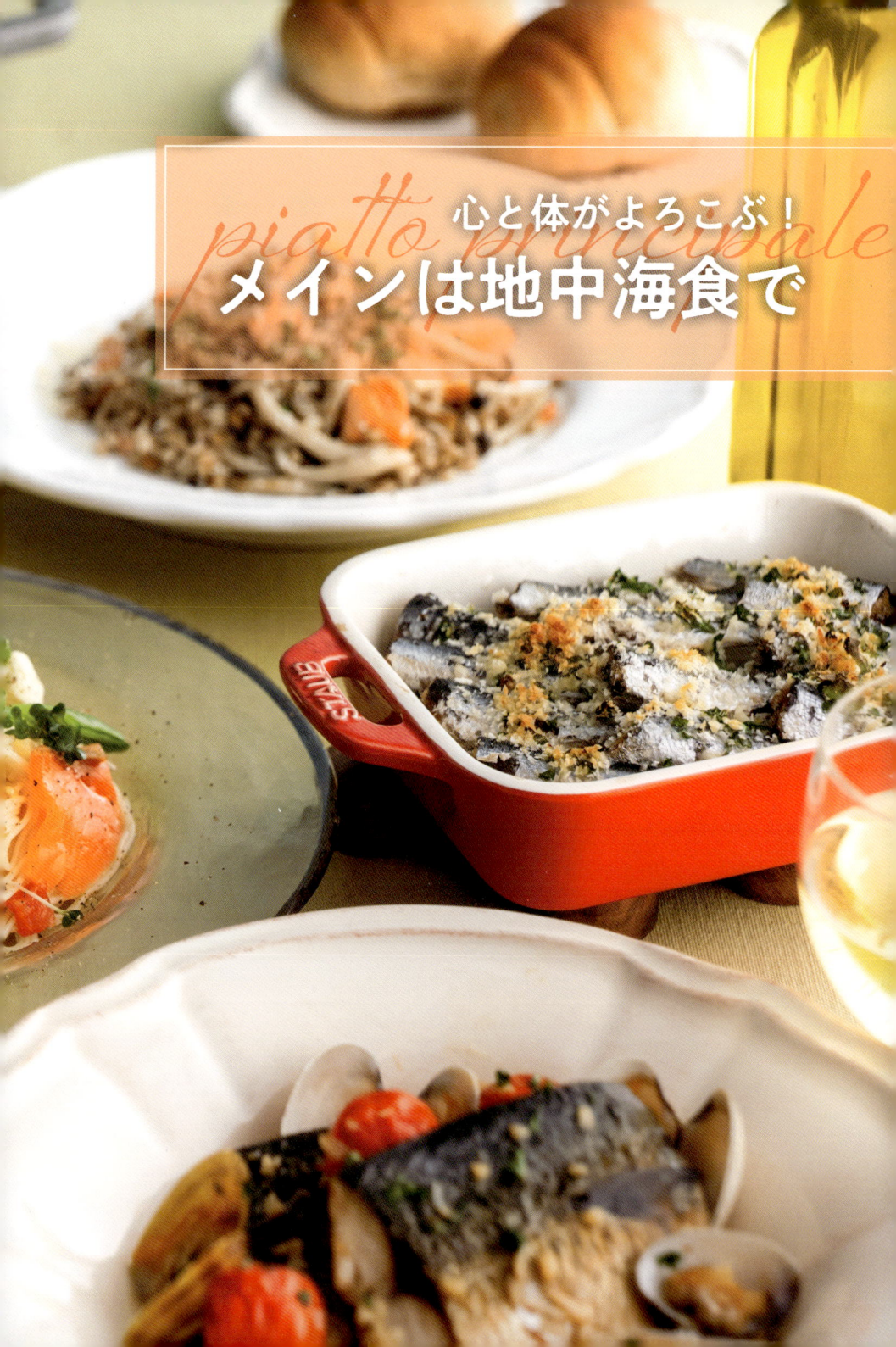

piatto principale

心と体がよろこぶ！
メインは地中海食で

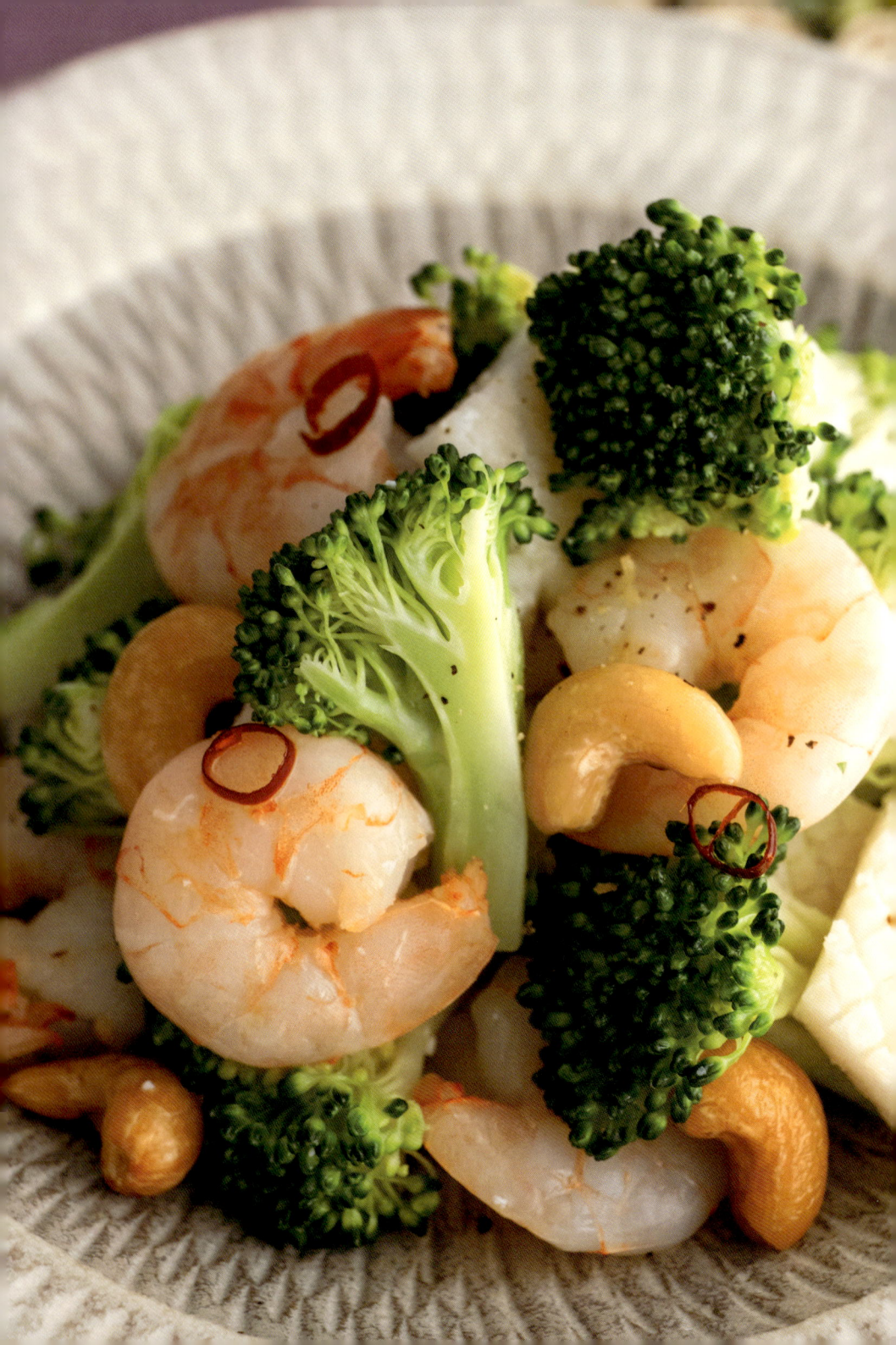

ブロッコリーとシーフードの
ペペロンチーノ

Peperoncino di Broccoli e Frutti di Mare

材料：2人分

ブロッコリー　200g
シーフードミックス　100g
オリーブオイル　大さじ1
カシューナッツ　30g
にんにく　2片
鷹の爪（輪切り）　1本
塩・胡椒　各少々

作り方

❶ ブロッコリーは小房に分け、にんにくは薄切りする。

❷ フライパンにオリーブオイル、にんにく、鷹の爪を入れ、弱火にかける。
香りが立ったら、シーフードミックスを中火で炒める。全体に油が回ったら、ブロッコリー、カシューナッツを加えて炒め合わせ、塩・胡椒で味を調える。

❸ 器に盛り付ける。

MEMO

「野菜の王様」とも呼ばれるほど栄養素に富むブロッコリー。脂質と組み合わせるとβ-カロテンの吸収率がアップする緑黄色野菜なので、オリーブオイルのドレッシングや油炒めがおすすめです。茎にもしっかり栄養が含まれているため、食感の悪い外側だけ切り落とし、中心部の白い部分は捨てずに活用しましょう。

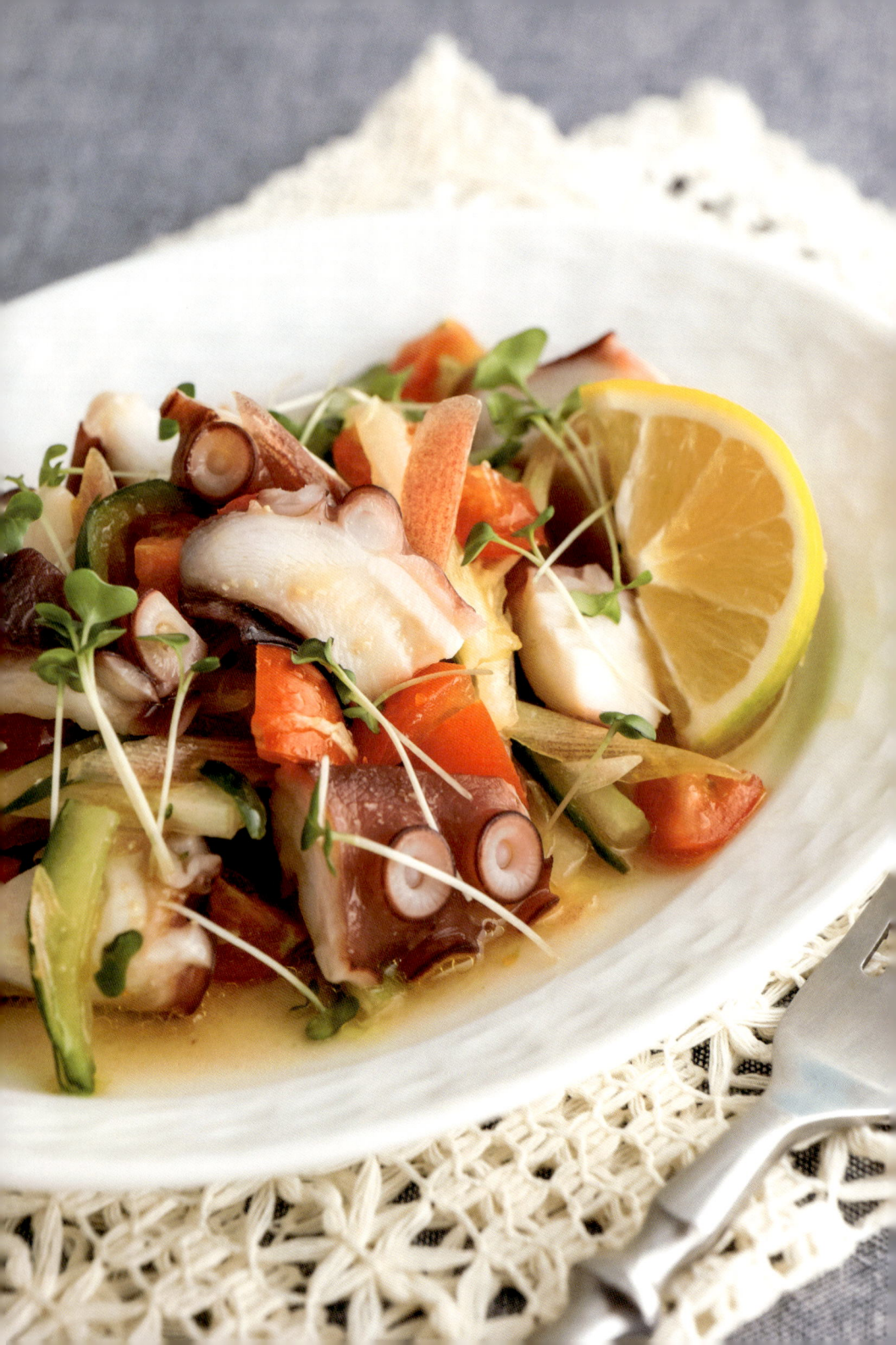

タコの香味カルパッチョ

Carpaccio di Polpo Aromatizzato

材料：2人分

- タコ（刺身用）　160g
- ミニトマト　6個（60g）
- きゅうり　1/3本（30g）
- セロリ　1/2本（30g）
- みょうが　1本（20g）
- 塩　適量
- レモン　1/6個
- ブロッコリースプラウト　1/2パック

- A　オリーブオイル　大さじ2
- A　醤油　小さじ2
- A　レモン汁　小さじ1
- A　わさび　小さじ1/3

作り方

❶ タコはぶつ切りし、塩を振る。

❷ ミニトマトは角切り、きゅうりとセロリとみょうがは千切りする。

❸ Aを混ぜ合わせ、❷を和える。

❹ 器に❶、❸を盛り付け、スプラウトを散らす。
　お好みでレモンを添える。

MEMO

見た目の可愛らしさからは想像できないほど、パワーに富むブロッコリースプラウト。老化やがんなどの抑制効果や抗酸化作用が期待できる「スルフォラファン」は、成長したブロッコリーより何倍も多いと言われています。一年中手に入るだけでなく、出荷前に水で洗ってあるため、パックから取り出してそのまま使用できる手軽さも魅力。どんな料理にも使えるので、常備しておきたい食材です。

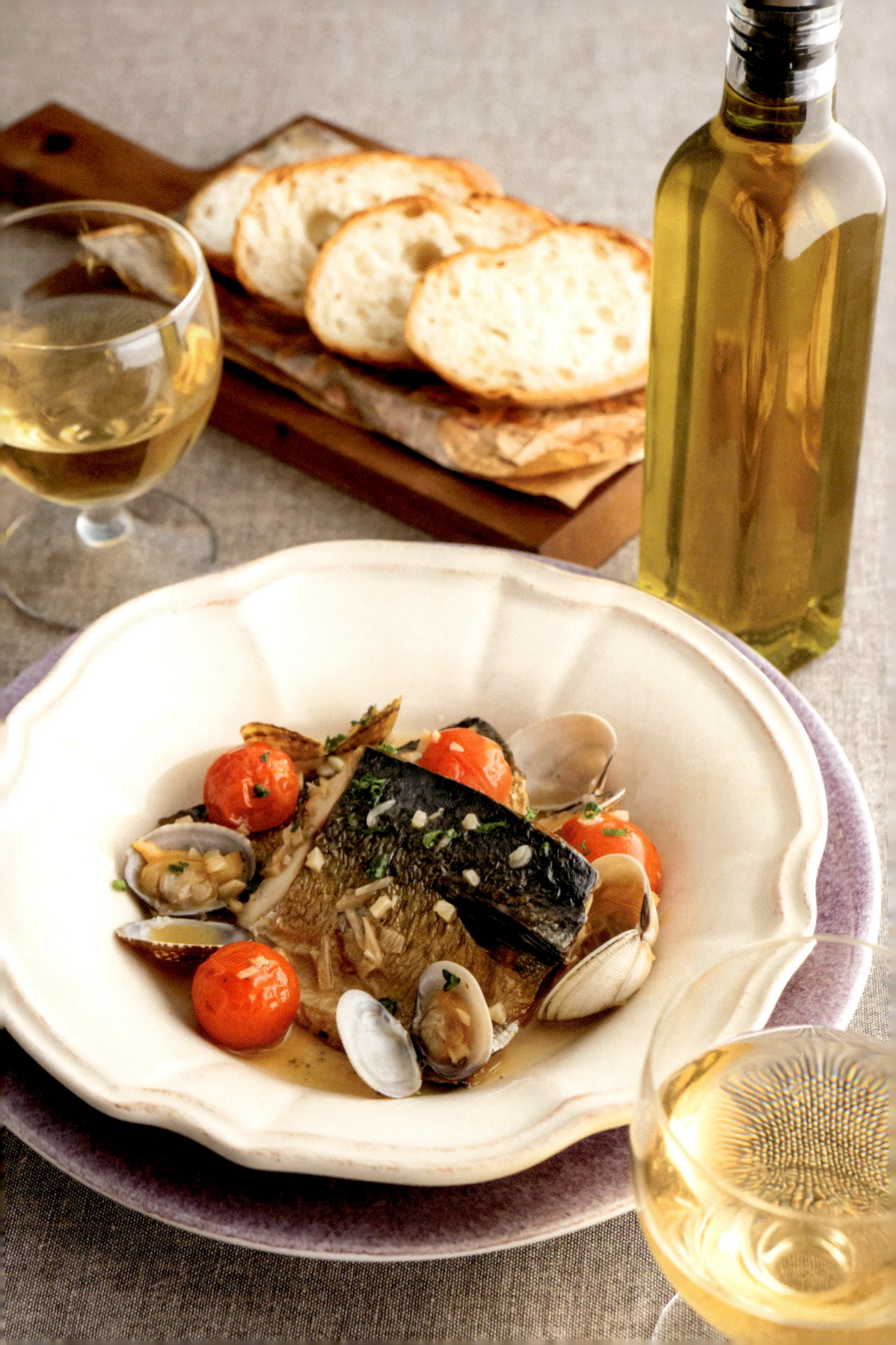

焼きサバのアクアパッツァ

Acquapazza di Sqombro Grigliato

材料：2人分

塩サバ　2切れ
あさり　100g
ミニトマト　8個（80g）
にんにく　2片

白ワイン　100㎖
オリーブオイル　大さじ1と1/2
塩・胡椒　各少々
パセリ　適宜

作り方

❶ 塩サバは食べやすい大きさにそぎ切りにし、オリーブオイル大さじ1/2を入れて熱し、フライパンで焼く。

❷ フライパンにオリーブオイル大さじ1とみじん切りにしたにんにくを入れて弱火にかけ、香りが立ったらミニトマトをさっと炒め、❶、あさり、白ワインを入れて煮立て、蓋をして5分ほど煮る。

❸ 塩・胡椒で味を調え、器に盛り付け、刻んだパセリを散らす。

アレンジ

塩サバは皮目を下にして入れて、しっかり焦げ目がつくまで焼き付けると旨味がアップします。サバによって使用してある塩分量が違うので、味見をしてから最後に塩で味を調整すると良いでしょう。生のサバを使用する場合は、あらかじめ塩を振り、10分ほど置いて、キッチンペーパーなどで臭みを拭き取ってから同じ手順で調理します。

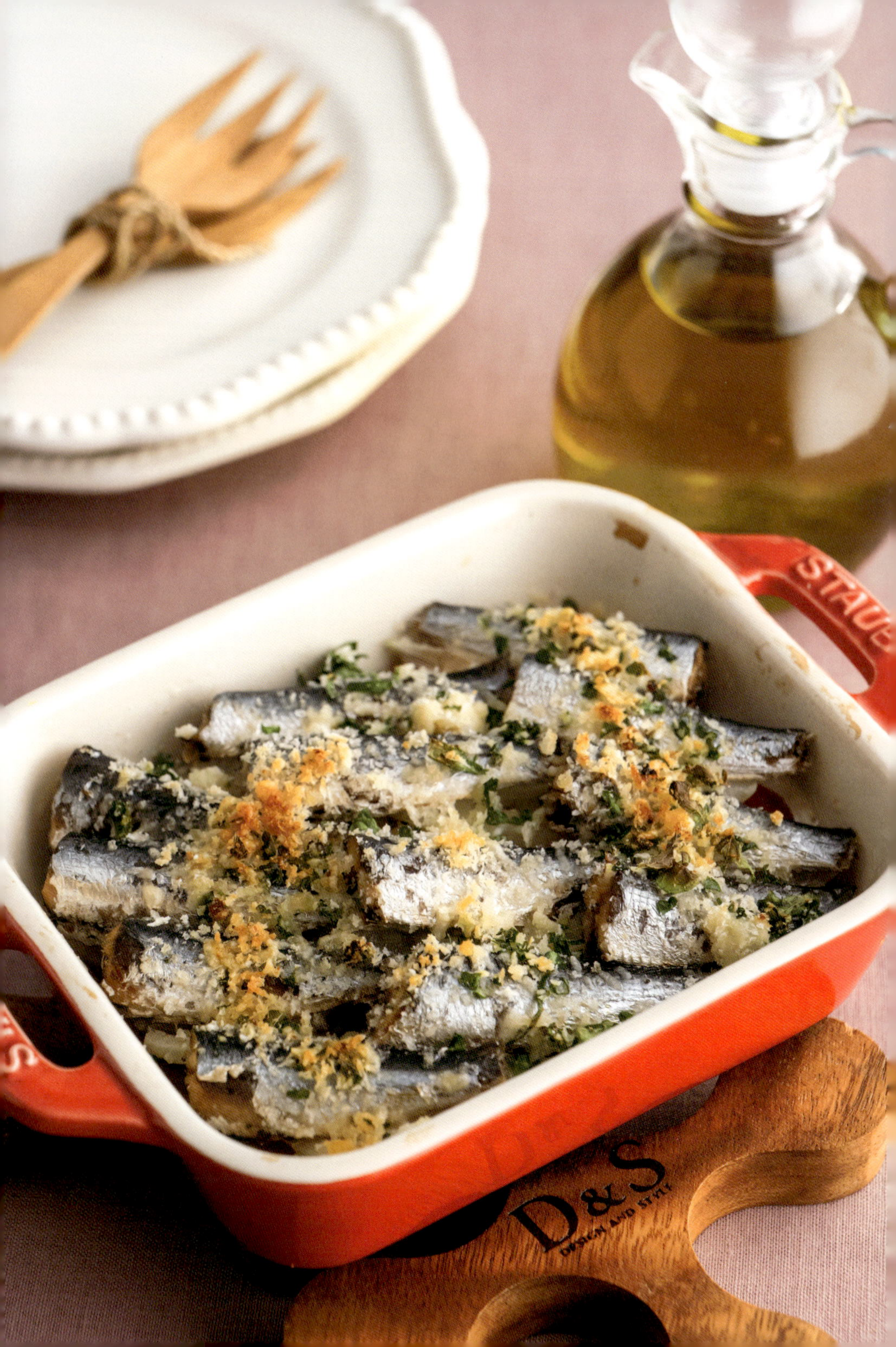
STAUB
D&S
DESIGN AND STYLE

オイルサーディンの香草パン粉焼き

Sardine in Olio con Pangrattato alle Erbe Aromatiche

材料：2人分

オイルサーディン　1缶
トマト　1個
玉ねぎ　1/4個（50g）

A　パン粉　大さじ1
A　パルメザンチーズ　大さじ1
A　乾燥パセリ　大さじ1
A　おろしにんにく　少々

作り方

❶ トマトは1cm幅に切り、玉ねぎは薄切りにする。ボウルにAを入れ、混ぜ合わせる。

❷ 耐熱皿にトマト、玉ねぎ、油分をきったオイルサーディンをのせ、Aをかける。

❸ ❷をオーブントースターに入れ、表面がこんがり色づくまで焼く。

アレンジ

オイルサーディンは、イワシの内臓や頭を取り除き、塩をまぶしてオイル漬けにした後に、缶ごと加熱調理したもの。使用されているオイルはさまざまですので、健康面を考えるとオリーブオイル使用のオイルサーディンが一番おすすめです。オイルにも旨みがぎっしり詰まっているので、今回使用しなかったオイルはパスタやバゲットなどにぜひ活用してください。

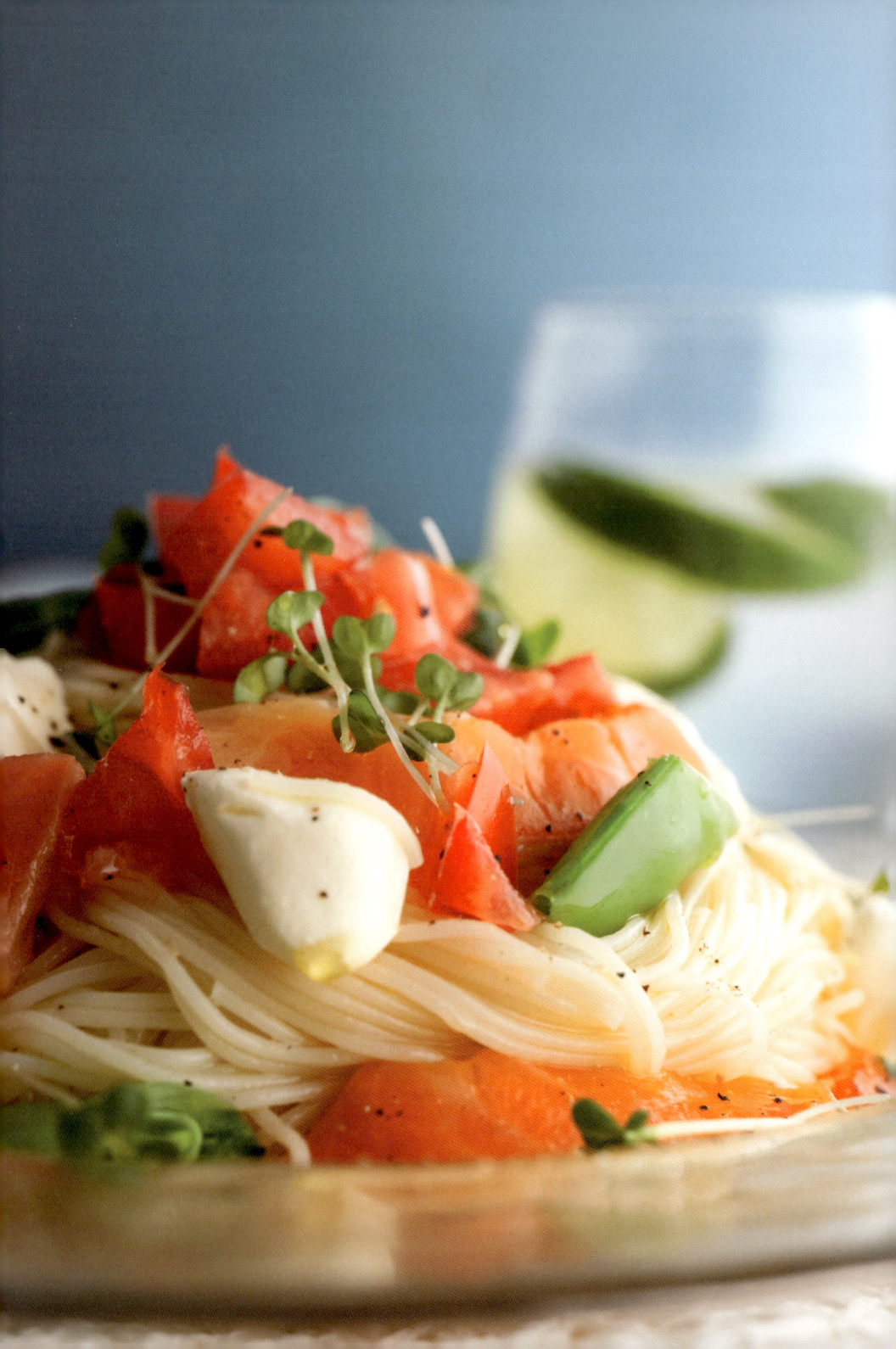

スモークサーモンの冷製パスタ

Pasta Fredda al Salmone Affumicato

材料：2人分

カッペリーニ（細麺パスタ）　160g
スモークサーモン　50g
トマト　1/2個（100g）
スナップエンドウ　4本
ブロッコリースプラウト　適宜
クリームチーズ　30g
バジル　2〜3枚

A　オリーブオイル　大さじ3
A　レモン汁　大さじ1
A　塩・胡椒　各適量

作り方

❶ スモークサーモンは食べやすい大きさに切る。トマトは1cm角に切る。スナップエンドウは筋を取り除く。ブロッコリースプラウトは根元を切り落とす。

❷ 鍋にたっぷりの水と塩（分量外）を入れ、沸騰したらパスタを袋の表示時間より30秒長めに茹でる。ザルにあげ、冷水に取り、水気をきる。合わせてスナップエンドウも1分ほど茹で、冷水に取り、斜め切りにする。

❸ ボウルにAを入れてよく混ぜ合わせ、スモークサーモン、トマト、❷を加え混ぜる。

❹ 器に盛り付け、クリームチーズ、ブロッコリースプラウト、バジルを散らす。

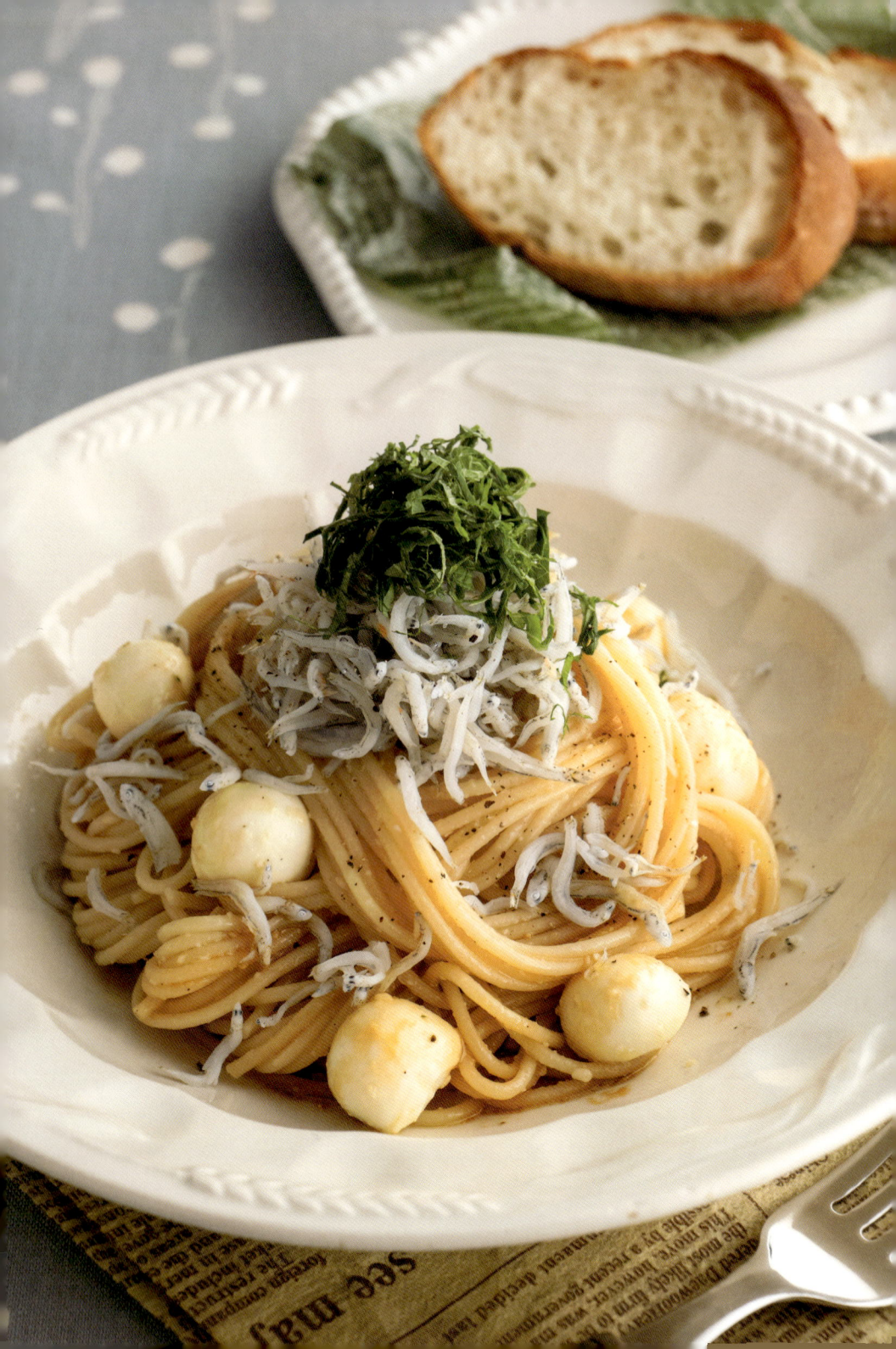

しらすと大葉のレモンパスタ

Pasta al Limone con Shirasu e Shiso

材料：2人分

パスタ　160g
しらす　40g
大葉　4枚

A オリーブオイル　大さじ3
A パルメザンチーズ　大さじ2
A 醤油　小さじ2
A モッツァレラチーズ　40g
A レモン汁　大さじ1
A おろしにんにく　小さじ1
A 黒胡椒　適量

作り方

❶ 鍋にたっぷりの水と塩（分量外）を入れて沸騰したら、パスタを袋の表示時間通りに茹で、ザルにあげる。

❷ 大き目のボウルに混ぜ合わせたAに❶を入れて和える。

❸ 器に盛り付け、しらすと千切りした大葉を散らす。

アレンジ

今回は一般的なパスタを使用していますが、地中海食ではパスタも全粒粉で作られたものが好ましいとされています。全粒粉は表皮や胚芽をそのまま使用して製粉するため、食物繊維やミネラル、ビタミン類など豊富な栄養素をそのまま摂取することができます。茹で時間が短いとぼそぼそとした食感になるので、しっかり茹でるとより美味しく食べられます。

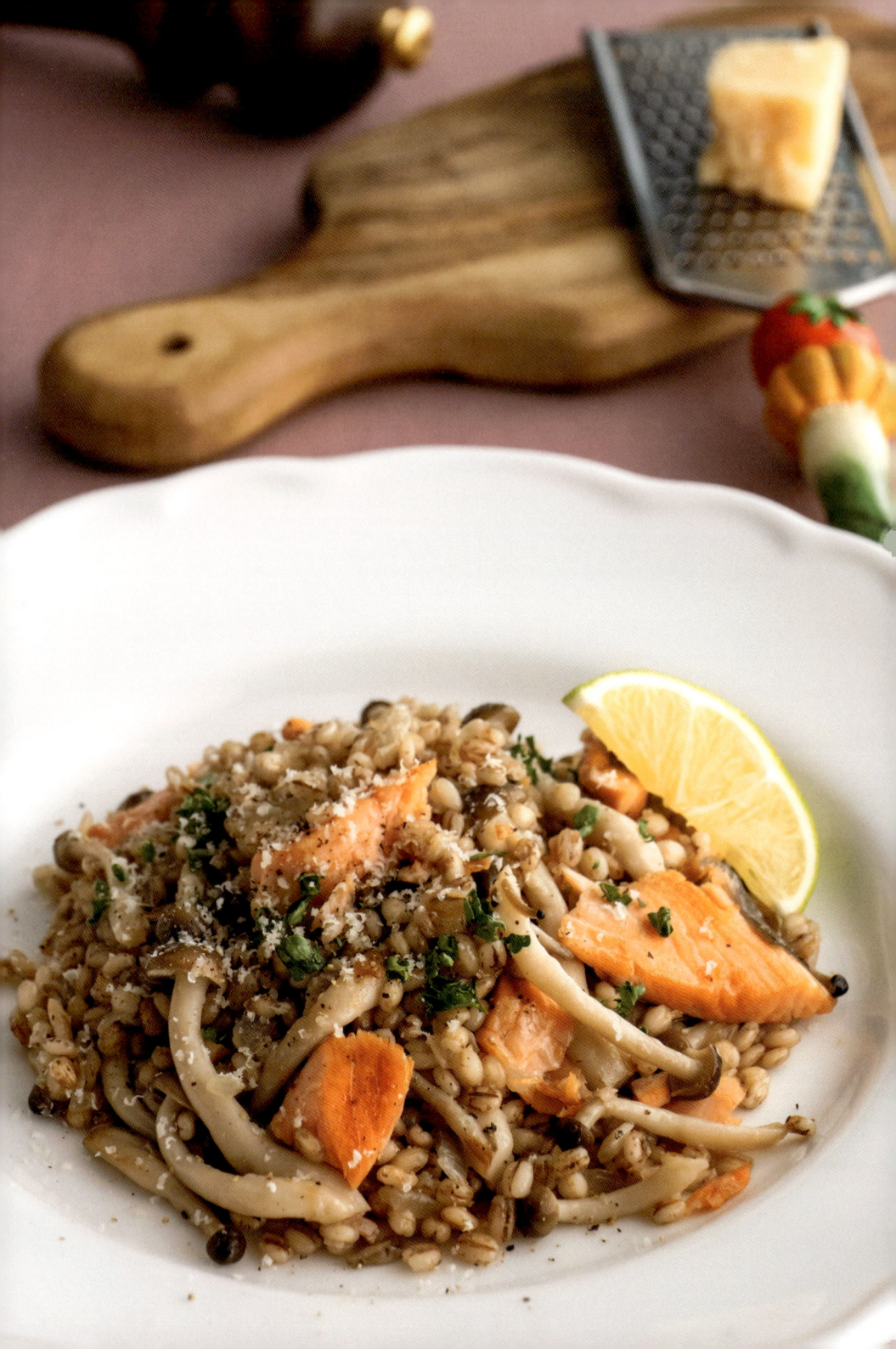

鮭ともち麦のリゾット

Risotto con Salmone e Orzo Perlato

材料：2人分

- もち麦　100g
- 塩鮭切り身　1切れ
- しめじ　50g
- 玉ねぎ　50g
- にんにく　1片
- オリーブオイル　大さじ1
- チキンブイヨン（又は水）　300㎖
- 塩・胡椒　各少々
- バター　10g
- パルミジャーノ・レジャーノ（粉チーズ）　適量
- レモン（くし型）　適宜
- パセリ　適宜

作り方

❶ 鮭は小さく切り、水気を拭き取る。しめじは石づきを取り除いてほぐし、玉ねぎとにんにくはみじん切りにする。

❷ フライパンにオリーブオイルを熱し、鮭、玉ねぎとにんにくを炒め、玉ねぎが透き通ったらしめじ、もち麦を加えて炒める。チキンブイヨンを加え、途中数回かき混ぜ蓋をし、中弱火で15～20分炊き込む。

❸ もち麦が好みの硬さになったら、塩・胡椒で味を調え、バター、削ったパルミジャーノ・レジャーノを加えて火を止める。器に盛り付け、レモン、刻んだパセリを散らす。

MEMO

もち麦は精白米に比べて、約20倍の食物繊維を含んでいます。また豊富な大麦β-グルカンが、食後の急激な血糖値の上昇を抑え、血中コレステロール値の正常化をサポートします。持続作用があるため、朝食で取っておくと、昼食や夕食の糖質の吸収も抑えてくれます。

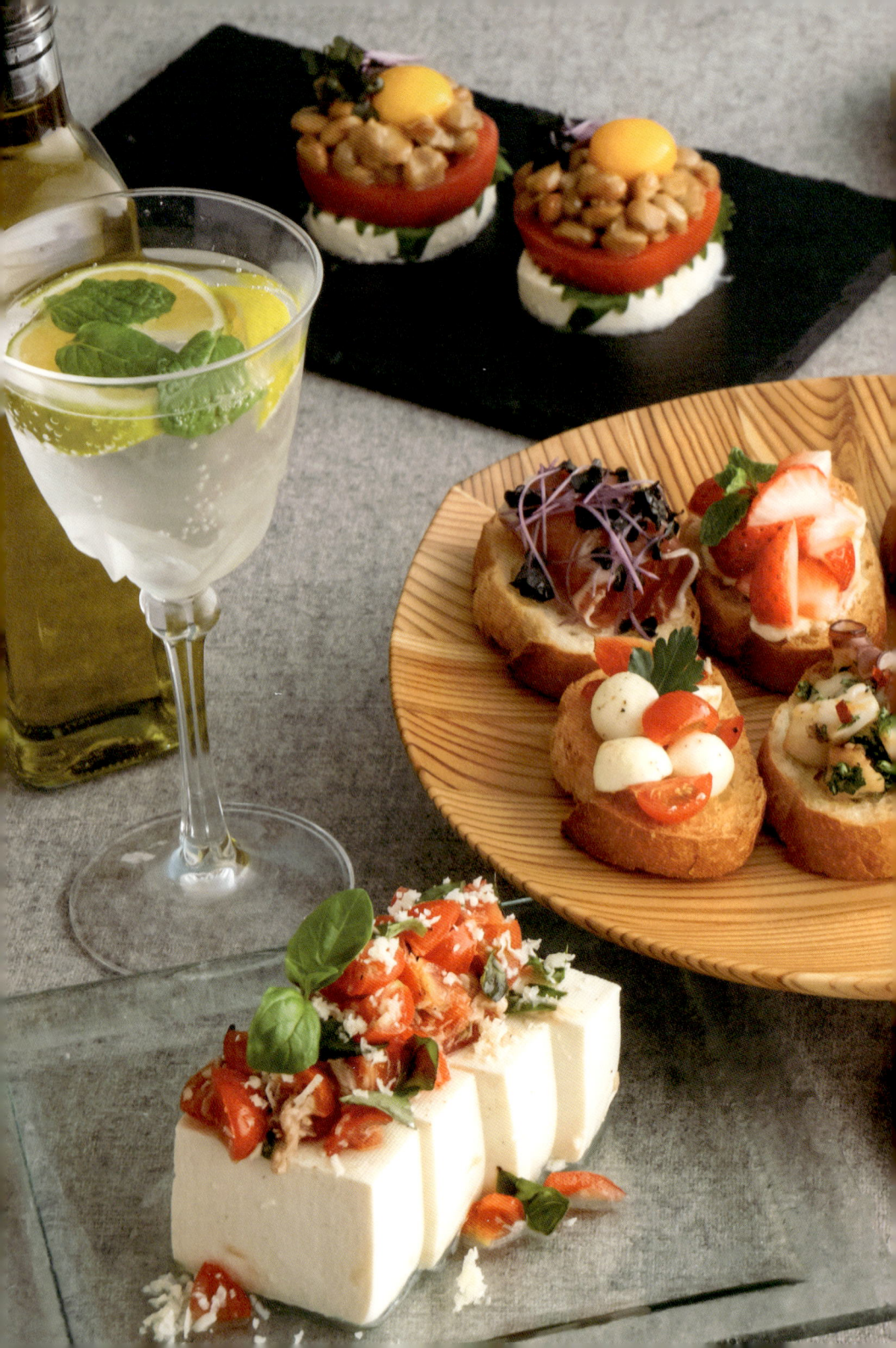

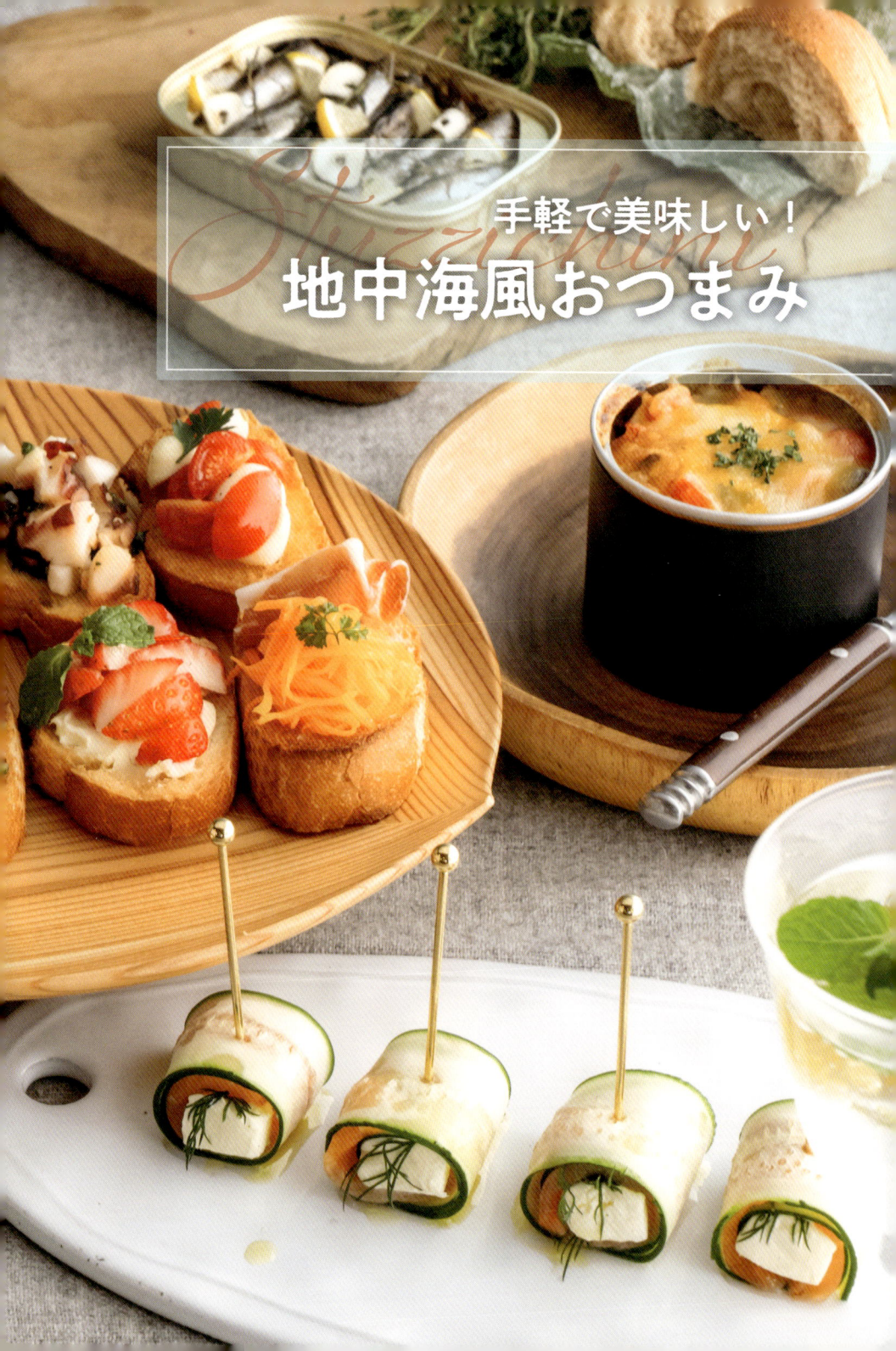

手軽で美味しい！
地中海風おつまみ

Stuzzichini

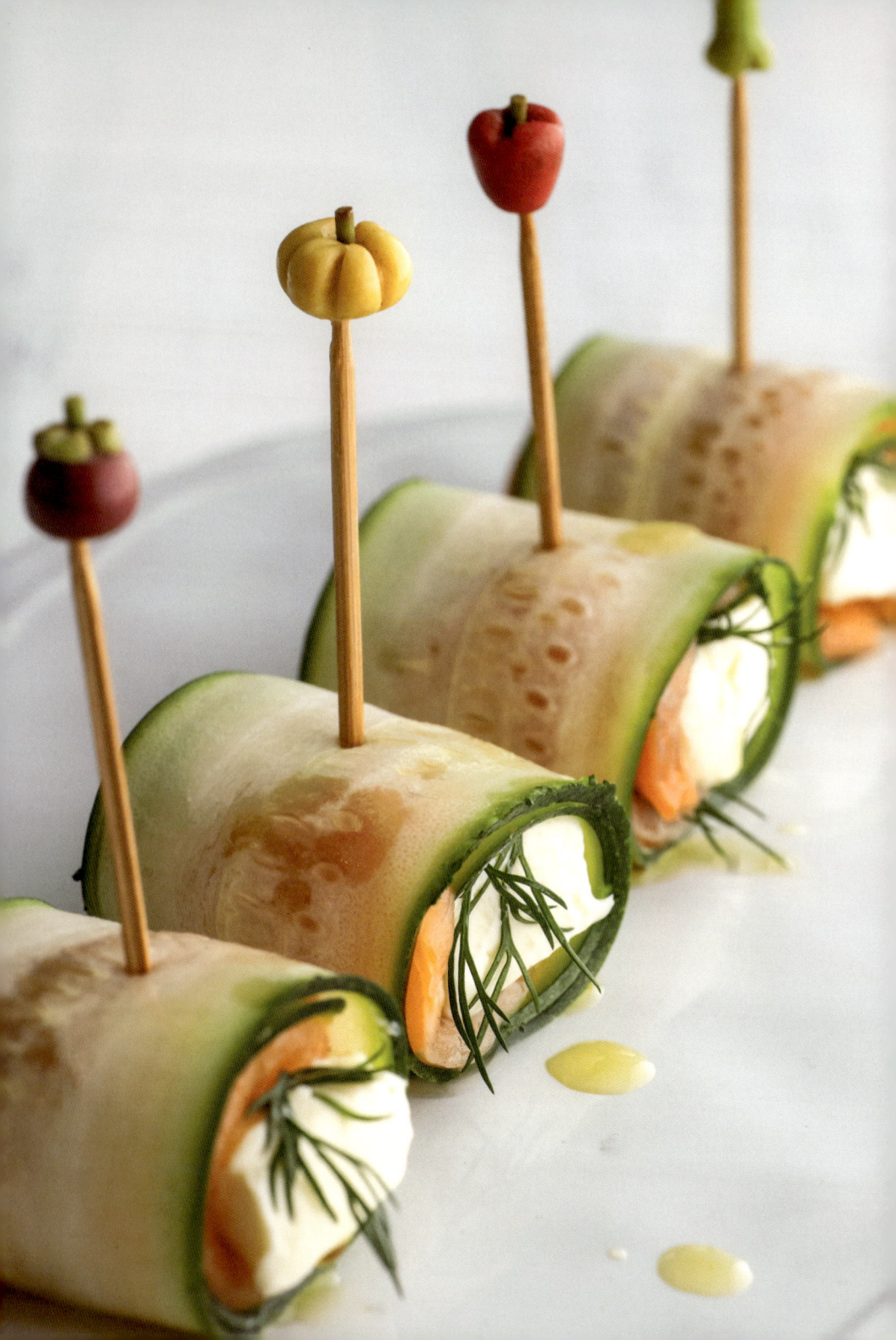

スモークサーモンの彩りロール

Rotolo Colorato con Salmone Affumicato

材料：2人分

スモークサーモン　50g
ズッキーニ　1/2本
クリームチーズ　40g
ディル（又はイタリアンパセリ）　適宜
オリーブオイル　適宜

作り方

❶ ズッキーニはピーラーで縦に薄切りにする。

❷ ズッキーニの上にスモークサーモン、クリームチーズ、ディルをのせ、端からくるくる巻く。ピックに刺す。

❸ 器に盛り付け、お好みでオリーブオイルをかける。

アレンジ

ズッキーニは薄く削れば、みずみずしい美味しさが味わえます。また、中の具材を変えれば、アレンジも無限大。スモークサーモンは、抗酸化作用が高く、アンチエイジングや疲労回復効果にぴったり。積極的にタンパク質を摂りたい方は、生ハムや軽く塩を振った赤身のマグロに変えると効果的です。

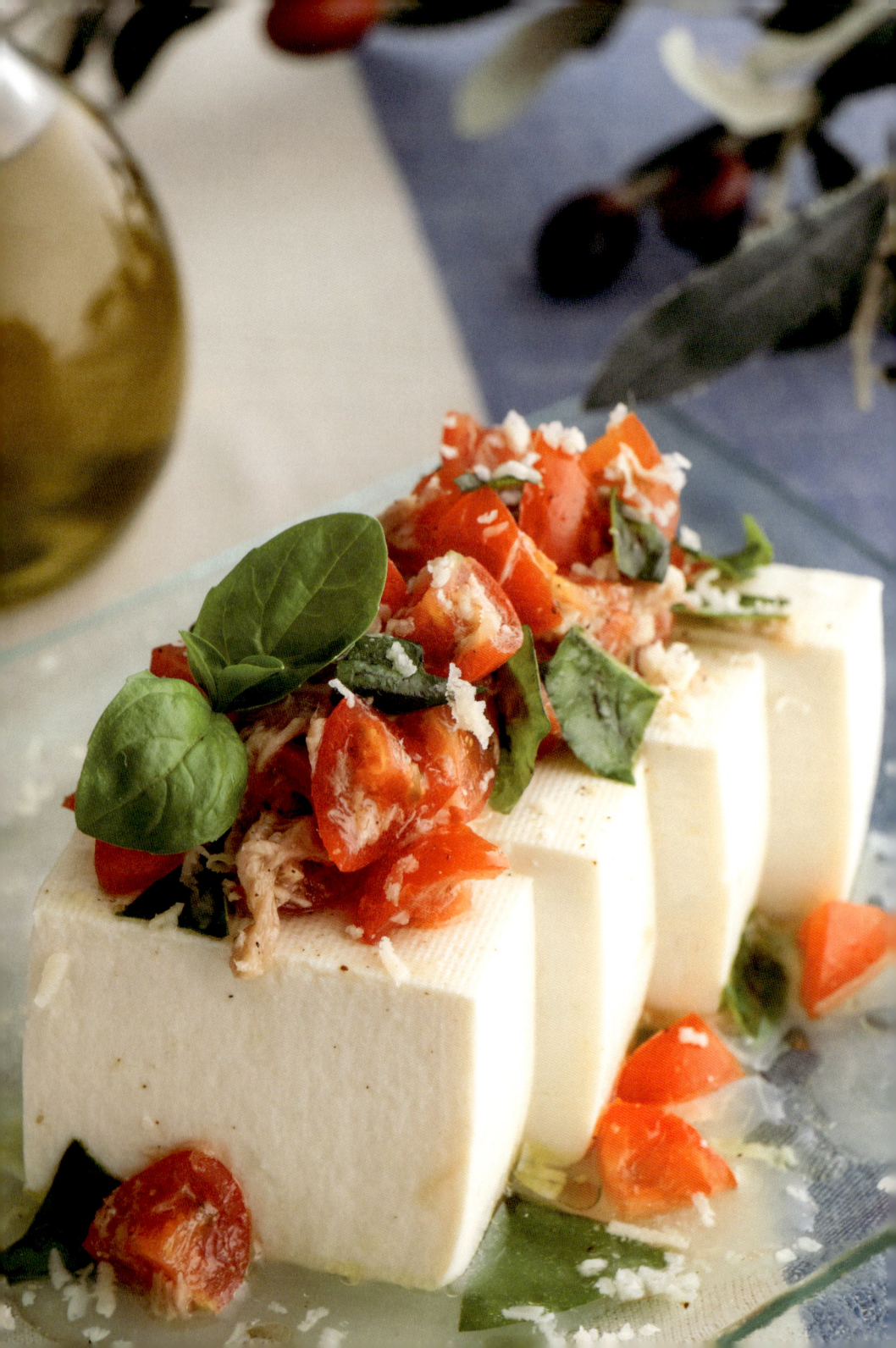

イタリアン冷や奴

Tofu Freddo all'Italiana

材料：2人分

絹ごし豆腐　1/2丁
ミニトマト　4個（40g）
ツナ缶　小1/4缶
バジル　3〜4枚
粉チーズ　少々

Aオリーブオイル　大さじ1
A白だし　大さじ1
A黒胡椒　少々

作り方

❶ 絹ごし豆腐は食べやすい大きさに切り、器に盛り付ける。ミニトマトは1cm角に切り、バジルは手でちぎる。

❷ ボウルにAを混ぜ合わせ、ミニトマト、油分をきったツナ、バジルを加えて和える。

❸ 豆腐の上に❷を盛り付け、粉チーズを散らす。

アレンジ

冷や奴には、滑らかな舌触りの絹ごし豆腐があいますが、このレシピはトッピングにさまざまな食感、風味があるので、食べ応えのある木綿豆腐でもよく馴染みます。木綿豆腐は絹ごしよりもタンパク質、カルシウム、マグネシウムなど大豆本来の栄養素が豊富です。季節や体調に応じて使い分けると良いでしょう。白だしがない場合は、同量の醤油を使います。

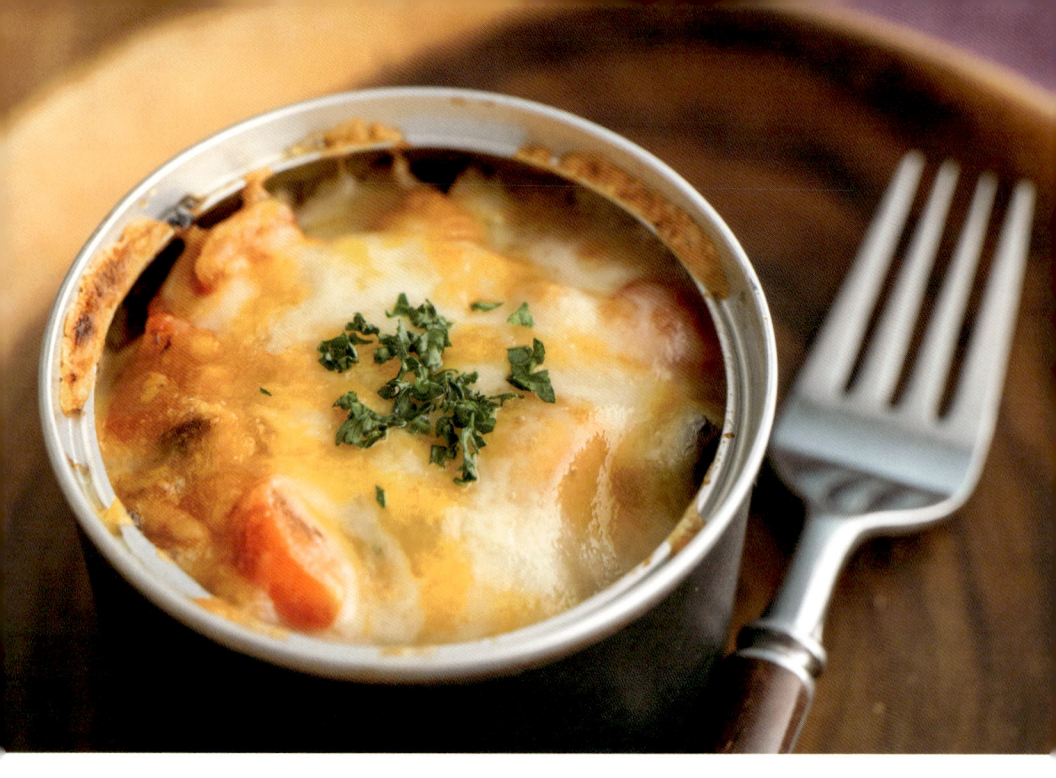

サバ缶の缶ごとオーブン焼き

Sgombro in Scatola al Forno

材料：2人分

サバの水煮缶詰　1缶
ミニトマト　4個（40g）
醤油　小さじ1
とろけるチーズ　20g
パセリ　適宜

作り方

❶ サバは缶汁を切り、食べやすくほぐし、醤油をかける。ミニトマトは4等分に切る。
❷ とろけるチーズをのせ、オーブントースターでチーズがとけるまで焼く。
❸ 刻んだパセリを散らす。

> MEMO
> サバなどの青魚に含まれるn-3系不飽和脂肪酸の一種であるEPA、DHAは、動脈硬化や心筋梗塞の予防効果が期待できます。味噌煮や醤油煮を使用するときは、醤油は不要です。

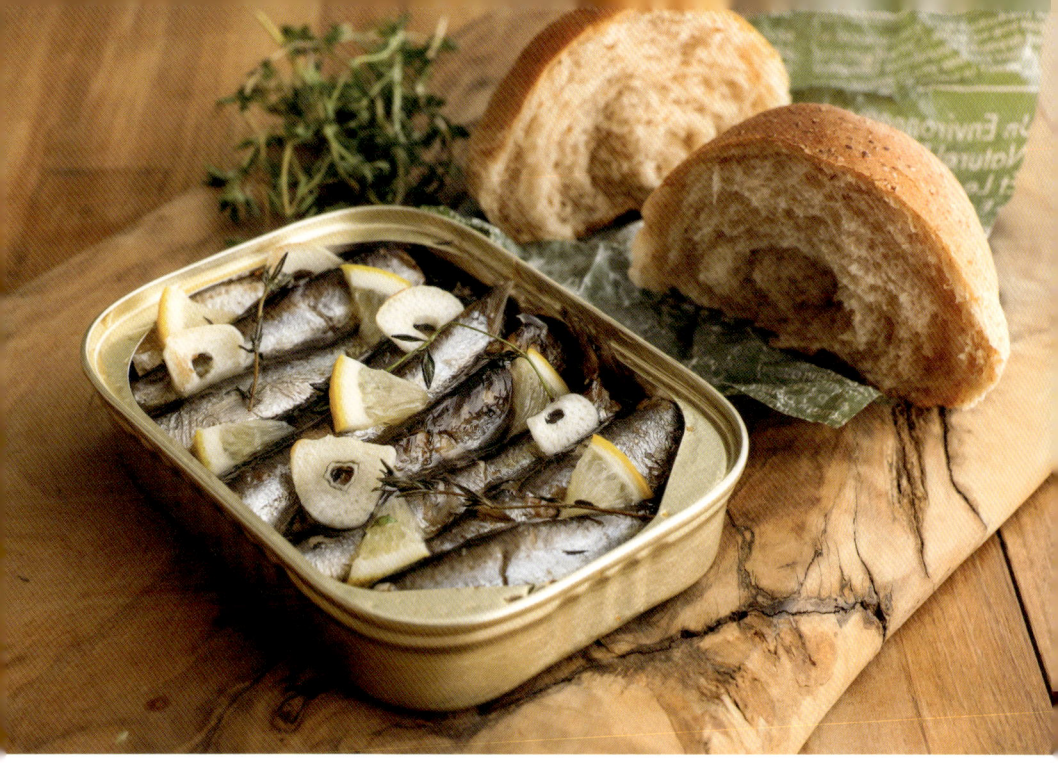

オイルサーディンのアヒージョ

Aglio e Olio con Sardine in Olio

> **材料：2人分**

オイルサーディン　1缶
にんにく　1片
レモンスライス　1枚
タイム（又はお好みのハーブ）　適宜
全粒粉パン　適量

作り方

❶ にんにくは薄切り、レモンスライスは小さく切る。オイルサーディンの間ににんにくやタイムを散らす。

❷ ❶の缶をオーブントースターに入れて表面がこんがりするまで焼く。

❸ レモンスライスを散らし、全粒粉パンを添える。

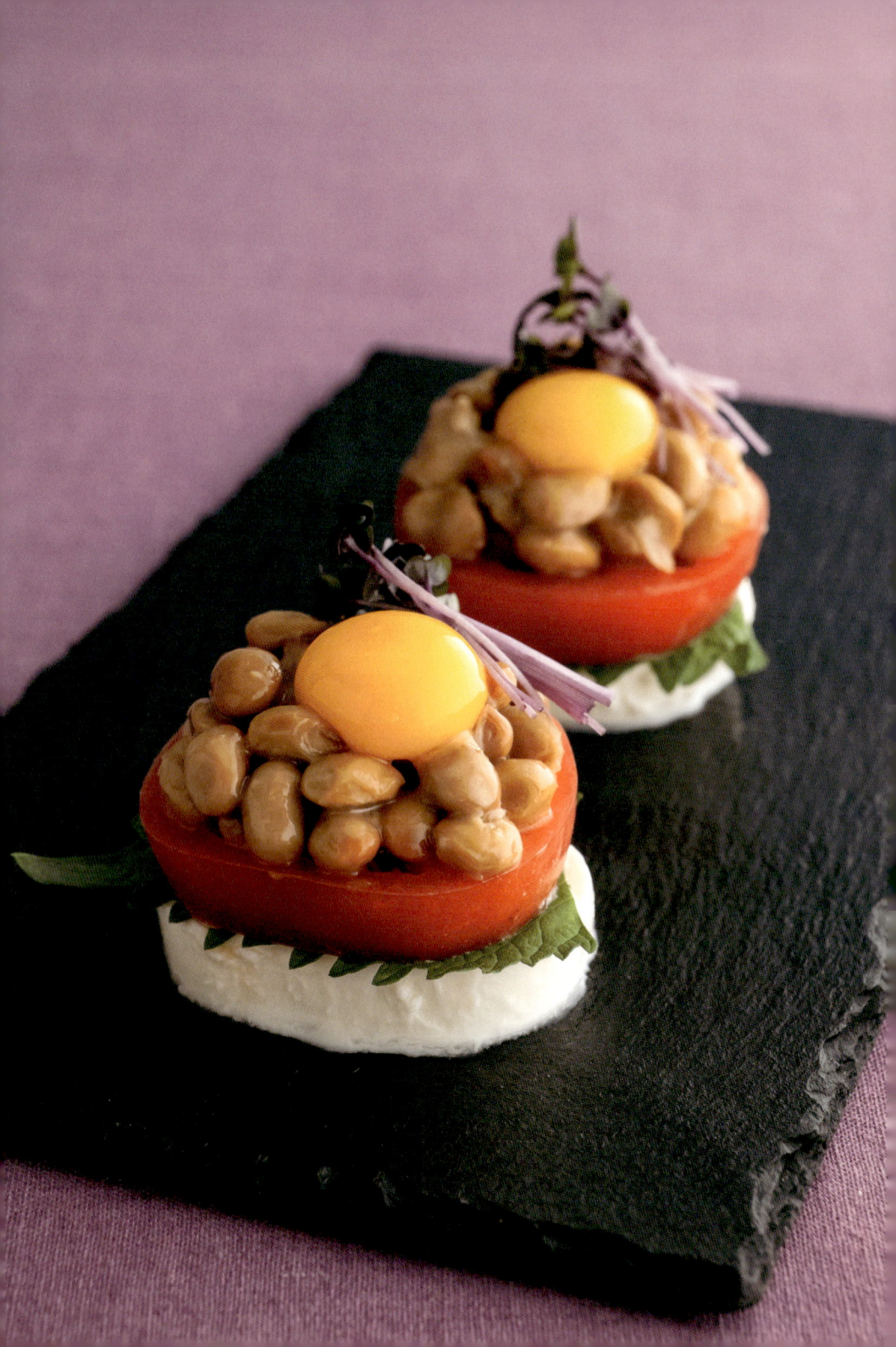

納豆の和風カプレーゼ

Caprese all'orientale con Natto

材料：2人分

納豆　1パック
トマト　1/2個（100g）
モッツァレラチーズ　1/2個
大葉　2枚
うずらの卵　2個
だし醤油　小さじ1
オリーブオイル　大さじ1/2
スプラウト　適宜

作り方

❶ 納豆はだし醤油（又は添付のタレ）で味付けする。

❷ トマト、モッツァレラチーズは1cm幅に切る。

❸ 器にモッツァレラチーズ、大葉、トマト、❶の順に重ねて盛り付け、うずらの卵黄、スプラウトをのせ、オリーブオイルをかける。

MEMO

日本を代表する発酵食品の納豆と、欧州を代表する発酵食品であるチーズを組み合わせました。複数の発酵食品を一緒に摂ることで、整腸効果と免疫力アップ効果が高まります。手軽に作りたいときは、あらかじめ納豆に卵の黄身を混ぜましょう。良質なタンパク質がしっかり摂れる朝食にもおすすめの逸品です。

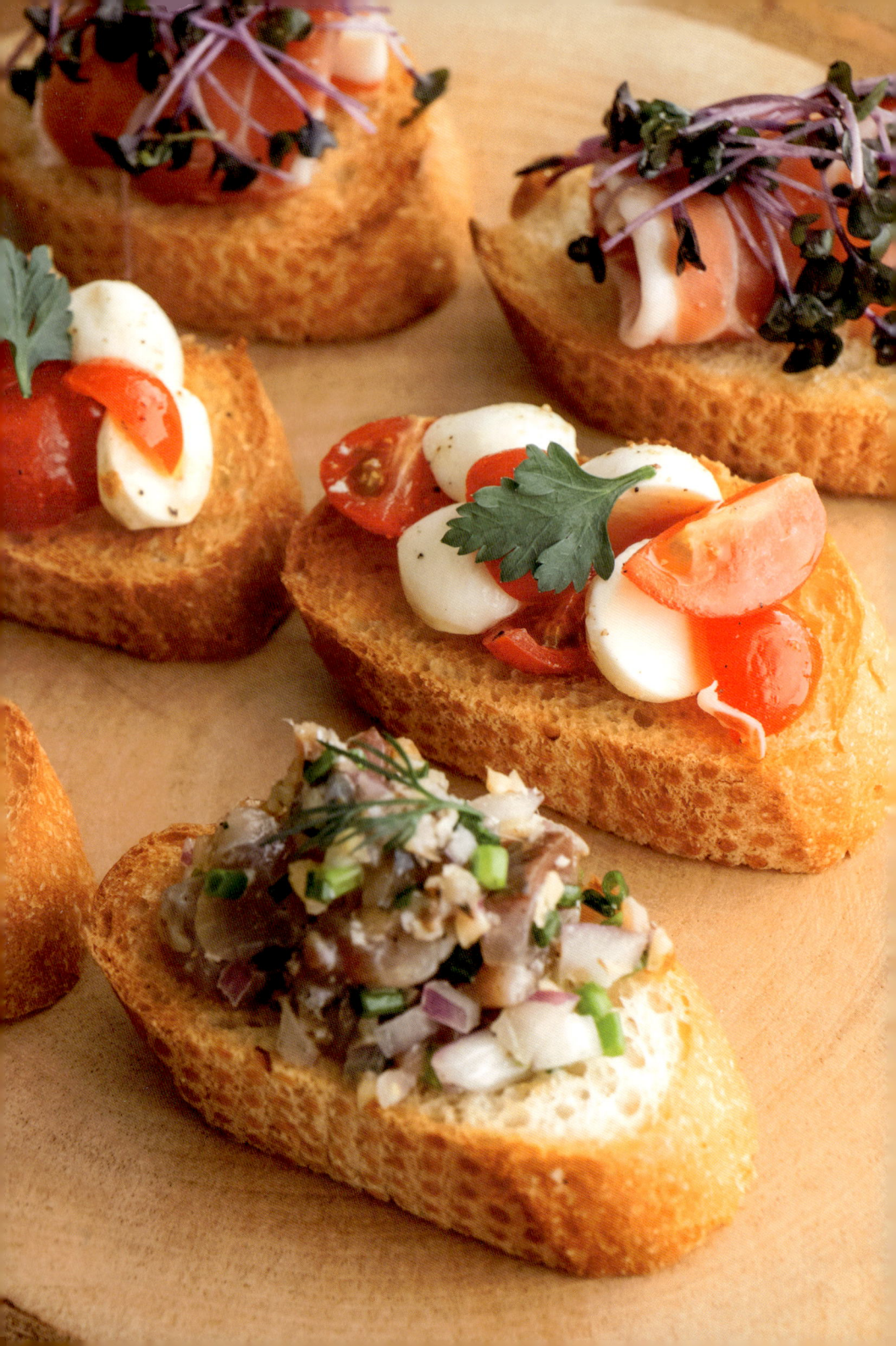

6種のブルスケッタ Bruschetta Mista in Sei Varianti

◎スプラウトと生ハム

材料：2人分

生ハム　2枚
スプラウト　適量

A オリーブオイル　大さじ1
A 塩・黒胡椒　各少々
バゲット　4切れ

作り方

❶ 生ハム1枚を半分に切る。
❷ ボウルにスプラウトを入れ、Aで味付けする。
❸ 軽く焼いたバゲットに生ハムをのせ、❷をのせる。

◎トマトとモッツァレラチーズ

材料：2人分

ミニトマト　8個（80g）
モッツァレラチーズ　20g

A オリーブオイル　大さじ1
A 塩・黒胡椒　各少々
イタリアンパセリ　適宜
バゲット　4切れ

作り方

❶ ミニトマトは4等分にし、モッツァレラチーズはひと口大に切り、Aで和える。
❷ 軽く焼いたバゲットに❶をのせ、イタリアンパセリを飾る。

◎カンパチとアンチョビ

材料：2人分

カンパチ（刺身用）　40g
紫玉ねぎ　20g
アンチョビ　1枚
小葱　2本
クルミ　5g

A オリーブオイル　小さじ1
A レモン汁　小さじ1/2
A おろしにんにく　少々
A 塩・胡椒　少々
バゲット　4切れ
ディル（又はハーブ）　適宜

作り方

❶ カンパチは小さく切る。紫玉ねぎとアンチョビはみじん切り、小葱は小口切り、クルミは刻む。
❷ ボウルにAを混ぜ合わせ、❶と和える。
❸ 軽く焼いたバゲットに❷をのせ、ディルを飾る。

◎タコミンチのガーリック

材料：2人分

タコ　50g
にんにく　1/3片
赤唐辛子（輪切り）　少々
オリーブオイル　大さじ1/2
塩・黒胡椒　各少々
パセリ　適量
バゲット　4切れ

作り方

❶ タコは1cm角に切る。にんにくはみじん切りする
❷ フライパンにオリーブオイルとにんにく、赤唐辛子を入れて弱火にかけ、香りが立ったらタコを加えて炒める。塩・胡椒で味を調え、パセリのみじん切りを混ぜる。
❸ 軽く焼いたバゲットに❷をのせ、オリーブオイル（分量外）を回しかける。

◎いちごとクリームチーズ

材料：2人分

いちご　4粒
クリームチーズ　30g
バゲット　4切れ
ハチミツ　大さじ1
ミント　適宜

作り方

❶ いちごは4等分に切る。
❷ 軽く焼いたバゲットにクリームチーズを塗る。
❸ ❶をのせ、ハチミツをかけ、ミントを飾る。

◎キャロットラペ

材料：2人分

にんじん　1/3本（50g）
塩　少々
生ハム　1枚
バゲット　4切れ
セルフィーユ　適宜
A　オリーブオイル　小さじ2
A　酢　小さじ1
A　塩　少々
A　砂糖　少々

作り方

❶ にんじんは千切りし、塩を揉みこみ、しんなりさせる。
❷ ボウルにAを混ぜ合わせ、❶の水気をしぼって和える。
❸ 軽く焼いたバゲットに❷、4等分に切った生ハムをのせ、セルフィーユを飾る。

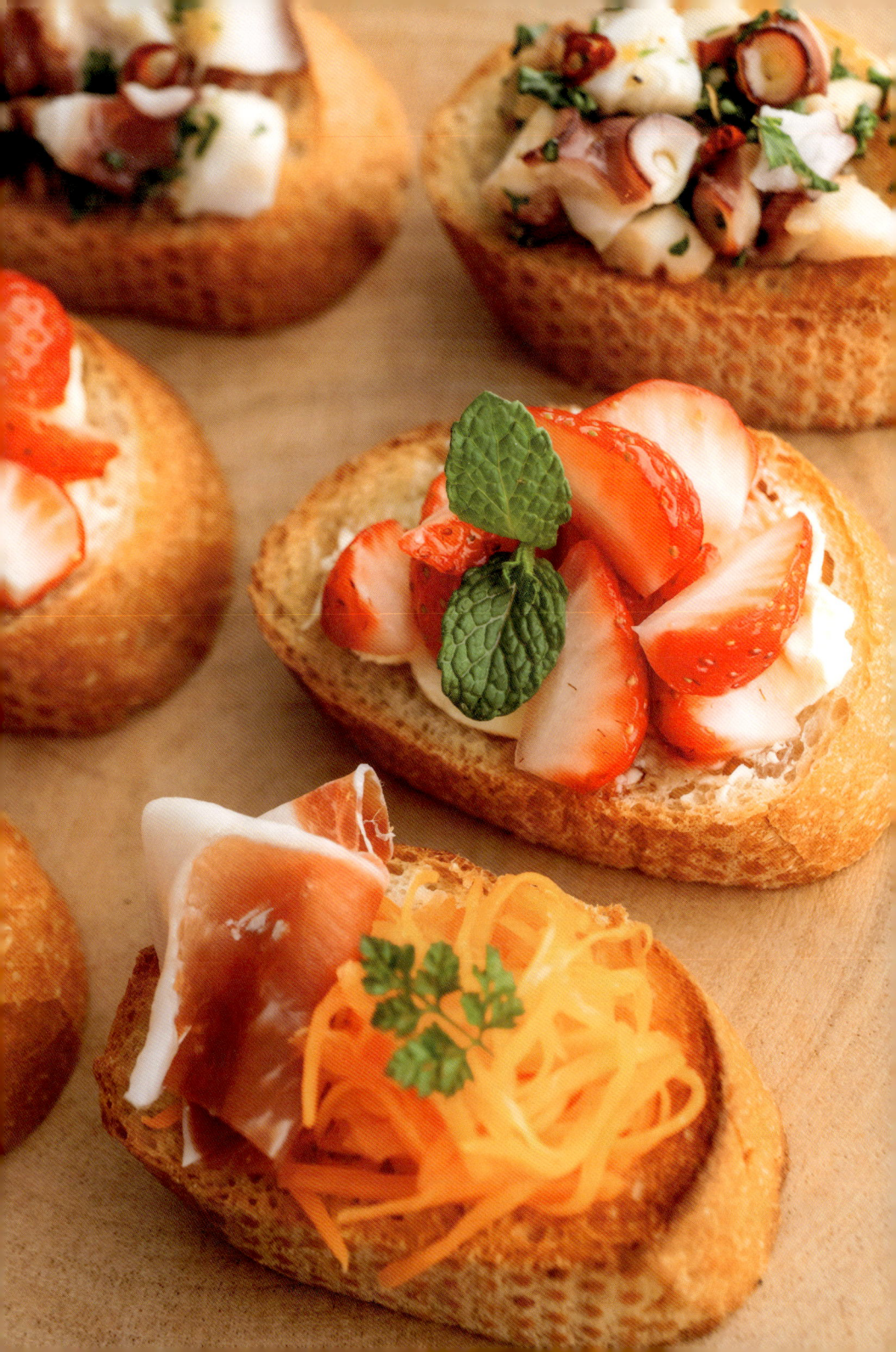

9種のドレッシング Nove Tipi di Condiment

市販のドレッシングも良いですが、やはり手作りの味は格別です。今回はエキストラバージンオリーブオイルをベースに使用した9種類をご紹介します。簡単なのに、美味しくて、幅広く使えるドレッシングばかりです。

◎大豆ドレッシング

材料：作りやすい分量

玉ねぎ　1/4個（50g）
大豆の水煮　75g
A　オリーブオイル　大さじ3
A　レモン汁　大さじ2
A　塩　小さじ1
A　練りからし　小さじ1/2

作り方

① 玉ねぎはみじん切りし、水にさらし、水気をしぼる。
② フードプロセッサーに①、大豆の水煮を入れて攪拌する。Aを少しずつ加え、なめらかになるまで攪拌する。

◎レモンドレッシング（P15）

材料：作りやすい分量

オリーブオイル　大さじ2
レモン汁　大さじ1
塩・胡椒　各適量

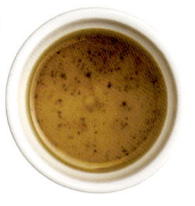

◎ハニーマスタードドレッシング（P19）

材料：作りやすい分量

酢　大さじ1
オリーブオイル　大さじ1
ハチミツ　小さじ2
粒マスタード　小さじ2
塩・胡椒　各少々

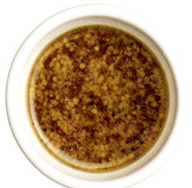

◎ヨーグルトドレッシング（P21）

材料：作りやすい分量

ヨーグルト　大さじ2
オリーブオイル　大さじ1
塩　小さじ1/4
胡椒　少々

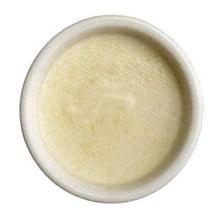

◎ オレンジドレッシング (P25)

材料：作りやすい分量

オリーブオイル　大さじ1
オレンジ果汁　大さじ1
白ワインビネガー（又は酢）　大さじ1
塩　小さじ 1/4

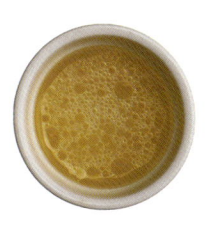

◎ カレーヨーグルトドレッシング (P27)

材料：作りやすい分量

ヨーグルト　大さじ 2　　　カレー粉　小さじ 1/4
オリーブオイル　大さじ1　　塩・胡椒　各少々
おろしにんにく　小さじ 1/4

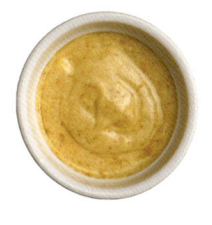

◎ バルサミコ酢ドレッシング (P29)

材料：作りやすい分量

オリーブオイル　大さじ 2
バルサミコ酢　大さじ1
ハチミツ　小さじ 2
塩・胡椒　各少々

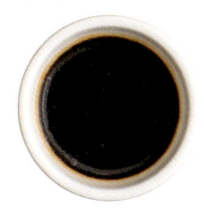

◎ エスニックドレッシング (P31)

材料：作りやすい分量

オリーブオイル　大さじ1と1/2
ナンプラー　小さじ 2
レモン汁　小さじ 2
砂糖　小さじ 1/2

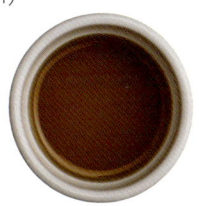

◎ わさびドレッシング (P37)

材料：作りやすい分量

オリーブオイル　大さじ 2
醤油　小さじ 2
レモン汁　小さじ1
わさび　小さじ 1/3

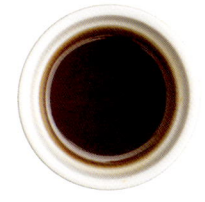

【著 者】
酒井 拓　さかい内科・内視鏡クリニック 院長

祖父や父が地元で開業医だった影響を受けて、医師を志す。内科医として多くの患者と向き合う中、健康寿命の課題に直面。そんなとき、生活の質を高められる「地中海食」と出会う。病気になりにくいカラダづくり、少しでも長く医者いらずの生活を維持していただきたいと願い、地中海食の普及に努める。

酒井 唯　Y-maru 株式会社 代表取締役／薬剤師

mami　管理栄養士

《Special Thanks》

川原 康祐　糖尿病内科医

《STAFF》

料理製作、スタイリング　久保 ゆりか
調理補助　宇野 美穂子
撮　影　石堂 誠伍
文、構成　田端 慶子（株式会社 LIVWORKS）

お医者さんがすすめる
健康 地中海食レシピ

令和6年10月31日　初版発行

著　者　酒井 拓
発行者　田村志朗
発行所　㈱梓書院
　　　　〒812-0044 福岡市博多区千代 3-2-1
　　　　TEL092-643-7075

印刷製本／大同印刷㈱
ISBN 978-4-87035-814-0
©2024 Taku Sakai, Printed in japan

落丁・乱丁本は弊社負担にてお取替えいたします。
本書の無断での複写（コピー）、二次利用、翻案等は著作権法上の例外を除き禁じられています。本書の電子データ化などの無断複製は著作権法上の例外を除き禁じられています。